뇌가 살아야 내 몸이 산다

뇌가 살아야 내 몸이 산다

기억력 걱정 없이
젊은 뇌를 만드는 법

개리 스몰 지음 | 이미정 옮김
이재홍(서울 아산병원 신경과 교수) 감수

이상

2011년 11월 25일 초판 1쇄 인쇄
2011년 11월 30일 초판 1쇄 발행

지은이   개리 스몰
옮긴이   이미정
펴낸이   이상규
편집인   김훈태
펴낸곳   이상미디어
등록번호   209-06-98501
등록일자   2008.09.30

주소   서울시 성북구 하월곡동 196
대표전화   (02) 913-8888
팩스   (02) 913-7711
E-mail   leesangbooks@gmail.com
ISBN   978-89-94478-17-3

  사람들은 대부분 중년 이전에 어떤 식으로든 기억력 감퇴를 경험한다. 최근에 뇌 영상 기법과 유전학적 기술이 급속히 발전한 덕분에 과학자들은 뇌의 노화를 나타내는 물리적인 지표들을 실제로 관찰할 수 있게 되었다. 뇌의 노화 지표는 나이와 상관없이 젊은이의 뇌에서도 나타난다.

  나이가 들면서 뇌 속에는 점점 작은 반점과 엉킴이 생긴다. 이런 기억력 저해 물질은 시간이 지나면서 점점 커지고 촘촘해지며 뇌에 쌓인다. 중년에 이르면 사람들은 대개 기억력이 감퇴하기 시작한다. 하지만 이때는 이미 뇌 속에 이런 반점과 엉킴이 수십 년간 쌓여온 뒤인 경우가 많다. 30살 된 사람의 뇌에 생긴 작은 반점은 앞으로 40년 뒤에 이 사람이 알츠하이머병에 걸릴 가능성을 암시할 수도 있다.

  하지만 낙담할 필요는 없다. 자동차 열쇠를 어디에 두었는지 기억나지 않을 때가 몇 차례 있다고 지금부터 서랍마다 이름표를 써 붙여야 하는 것은 아니다.

나이가 든다고 반드시 기억력이 떨어지는 것도 아니다. 우리의 뇌는 기억력 감퇴에 충분히 대항할 수 있다. 이 책이 그 방법을 알려줄 것이다. 기억력은 지금 당장 개선시킬 수 있으며 더 나빠지는 것을 막을 수도 있다. 이 책의 프로그램을 실행해보라. 빨리 시작할수록 더 오랫동안 젊고 건강한 뇌를 유지할 수 있다.

이 책의 사례들은 특정 인물이나 특정 집단의 구체적인 경험이라기보다는 그런 사례들을 통합하여 재구성한 것이다. 책의 내용이 누군가의 실제 이야기와 비슷할지라도 그것은 우연일 뿐이다. 누구에게나 일어날 법한 일이기 때문이다. 책에 실린 운동이나 프로그램을 실행하려는 독자들은 먼저 의사와 상의해보는 것이 좋다.

차 례

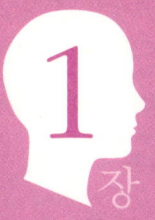

1
장

기억력, 스스로
통제할 수 있다

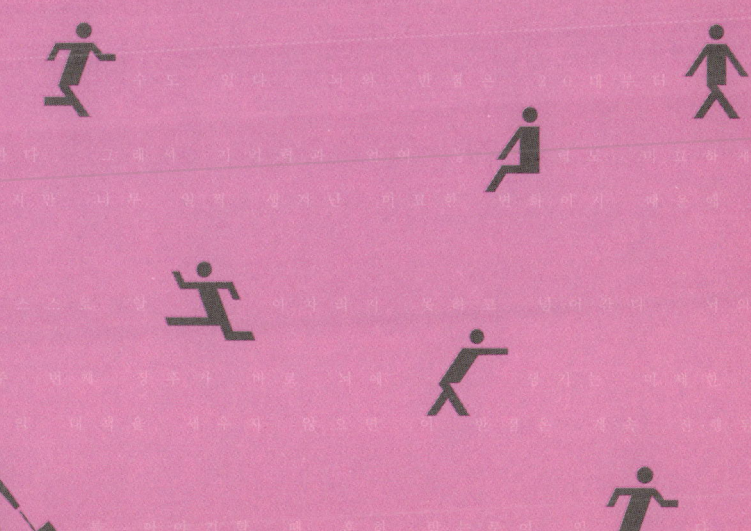

12월 말, 당신은 지금 대형 쇼핑센터에 있다. 인파를 헤치면서 출입문을 간신히 나선다. 한쪽 어깨에는 쇼핑백을 메고, 다른 손에는 이런저런 선물 꾸러미를 잔뜩 들고 있다. 구두는 발에 맞지 않은지 자꾸 신경 쓰인다. 배도 고프고 갈증이 나서 견디기 힘들 지경이다. 마침내 지하주차장에 도착하자 자동차 열쇠를 꺼낸다. 그러고 나서 넓은 주차장이 차로 꽉 차 있는 것을 본다. 어라? 내 차를 어디에 세워뒀지?

당신에게 이런 일이 일어나지 않는다고 과신하지 마라. 핸드백이나 지갑, 핸드폰을 집에다 놓고 외출한 적은 없는가? 출퇴근길의 교통 체증 속에서 뒤늦게 그 사실을 알아챈 적은 없는가? 바로 어젯밤에 본 영화의 제목이 떠오르지 않거나 새로 이사온 이웃과 만나서 인사한 게 불과 5분 전인데 그 사람의 이름이 생각나지 않을 수도 있다.

사람들은 대부분 이런 일을 겪으면 자신의 건망증을 탓하며 가볍게 넘긴다. '중년에 접어들면 기억력이 떨어지는 것은 당연하지. 좀 성가시긴 하지만 나이가 들면서 생기는 자연스러운 현상이야. 내 기억력에 특별히 문제가 있는 것은 아니야. 알츠하이머병의 초기 증상일 수 있다고? 설마 내가? 그럴 리 없어.'

나는 결코 아니라고 우기지 마라. 이제는 깨달아야 할 시간이다. 우리는 모두 하루하루 알츠하이머병을 향해 걸어가고 있는 중이다.

너무 이르거나 늦은 때는 없다

우리는 해마다 조금씩 늙어간다. 알츠하이머병은 일부 노인들만 겪는 '질병'이 아니라는 과학적 증거들이 최근에 계속 등장하고 있다. 뇌가 계속 노화하면 결국에 알츠하이머병을 포함한 치매에 걸리는 것은 당연하다. 이것은 누구에게나 마찬가지다. 뇌는 우리가 상상하는 것보다 훨씬 일찍, 심지어 20대부터 노화가 시작된다.

뇌가 노화하면 작은 반점과 엉킴이 생긴다. 이런 현상은 꾸준히, 조용하게 진행된다. 하지만 의사가 뇌 질환의 징후를 발견하게 되는 순간은 그로부터 먼 훗날의 일이다. 심지어 몇 십 년 뒤의 일일 수도 있다.

뇌의 반점은 20대부터 생기기 시작한다. 그래서 기억력과 언어 능력도 미묘하게 달라진다. 하지만 너무 일찍 생겨난 미묘한 변화이기 때문에 오랜 기간 동안 스스로 알아차리지 못하고 넘어간다. 뇌의 노화를 말해주는 첫 번째 징후가 바로 뇌에 생기는 미세한 반점이다. 별도의 대책을 세우지 않으면 이 반점은 계속 진행된다.

이 주제를 이야기할 때 흔히 받는 질문이 있다. "나이가 들어 점점 뇌가 망가져 회복 불능 상태에 이르지는 않을까요?" "지금 대책을 세우기에는 너무 늦은 게 아닐까요?" "내 나이에 노화 방지 대책을 시작하는 건 너무 이르지 않나요?" "어떤 대책을 세우더라도 기억력 감퇴는 막을 수 없나요?"

나의 대답은 '그렇지 않다'는 쪽이다. 뇌의 노화에 대항하는 일에 너무 이르거나 늦은 때라는 것은 없다. 앞으로 과학이 발전함에 따라 이미 망가진 뇌세포를 재생시키는 방법을 발견할지도 모른다. 하지만 과학자들은 그때가 된다 해도 예방이 치료보다 훨씬 쉽고 중요하다는 데 의견을 같이 한다.

일찍 대책을 세울수록 뇌의 노화 과정은 충분히 막을 수 있다. 기억력 감퇴 현상이 아직 미미할 때 프로그램을 시작하면 된다. 자각 증상이 없을 때 시작할 수 있다면 당신은 뇌의 건강에 있어서만큼은 행운아이다.

• •

뇌도 결국 늙는다

기억력을 개선하고 알츠하이머병을 예방하는 프로그램을 시작하는 데 가장 큰 장애물은 무엇일까? 그것은 바로 자신의 뇌가 노화하고 있다는 사실을 스스로 부인하는 것이다. 하지만 다른 신체 기관과 마찬가지로 뇌가 노화하는 것은 당연한 일이다.

세월이 흐르면서 몸매가 변하고 피부에 주름이 생기는 것을 받아들이는 것처럼 뇌의 노화도 받아들여야 한다. 물론 인지 기능 저하가 온다는 사실을 받아들이기는 훨씬 더 어렵다. 그래도 받아들여야 한다. 그래야 개선 프로그램을 시작할 수 있다. 그렇다면 나이가 들면 뇌와 기억력이 어떤 변화를 겪게 되는 것일까?

기억이 정상적으로 이루어지려면 우선 배울 수 있어야 하고, 그다음엔 떠올릴 수 있어야 한다. 그러기 위해선 뇌의 여러 부위와 그 안의 뇌세포가 제대로 작동해야 한다. 기억이라고 하면 우리는 보통 생각, 이미지, 감각, 느낌 등의 추상적인 개념으로 받아들인다. 뇌의 기억 저장고에 저장돼 있다가 우리가 불러내면 나온다는 것이다. 하지만 사실은 이와 다르다. 기억을 구성하고 저장하고 다시 꺼내오는 것은 모두 전기와 미세한 화학 물질의 상호 작용에 의해 이루어진다.

여기서 뇌의 구조와 기능을 잠깐 살펴보자. 뇌의 신경세포는 저마다 '축색돌기'라고 하는 기다란 축을 한 개씩 달고 있다. 축색돌기는 전선처럼 신경 자극을 이웃 뉴런에 전달한다. 이웃 뉴런은 수많은 종류의 전기 자극을 '수상돌기'를 통해 받아들인다. 수상돌기는 수많은 나뭇가지처럼 생긴 안테나라고 생각하면 된다.

그렇지만 새로운 정보는 아직도 완전히 도착한 것이 아니다. 우리의 뇌 속에서 뉴런들은 축색돌기와 수상돌기가 수천 개의 가지를 뻗어 서로 엉켜 있다. 서로 닿아 있는 가지 끝에는 '시냅스'라는 연결점이 있다. 뉴런 하나마다 10만 개 안팎의 시냅스가 있다. 새로운 정보를 담은 신경 자극은 우선 축색돌기를 통해 가다가 다시 수상돌기로 가서 마지막으로 시냅스에 전달되는 것이다.

전기 신호를 받은 시냅스는 신경전달 물질이라는 화학 물질을 방출해 이웃 뉴런의 시냅스에 전달한다. 전달된 화학적 신경전달 물질은 그에 맞는 수용체와 결합해서 기억을 형성하게 된다. 생각과 아이디어가 전기화학적으로 이동하고 정보를 학습하며 기억해 내는 것은 이런 방식을 통해서다. 생각하고 행동하는 것도 마찬가지다.

배우고 다시 떠올리는 단계

16

깨어 있는 동안 우리의 감각은 수많은 풍경, 소리 등의 자극을 받는다. 이런 자극은 순간 기억이 되면서 임시 기억 장소로 이동한다. 정보를 오래 보관하기 위해서는 정보를 조직화하고 암송하는 것이 핵심이다. 그래야 장기 기억 장소로 들어갈 수 있다.

사람마다 기억력의 차이는 천차만별이다. 막대한 노력을 기울여야 장기 기억을 할 수 있는 사람이 있는가 하면 기억력을 타고나서 별 어려움 없이 새로운 정보를 기억할 수 있는 사람도 있다. 후자의 사람들을 가리켜 '사진을 찍어내는 것 같은' 기억력을 가졌다고 말한다. 하지만 이는 잘못된 사실이다. 이 문제는 나중에 다시 설명할 것이다.

일단 정보가 장기 기억으로 정착하면 거의 영속적으로 유지된다. 그 사이에 뇌가 건강을 잃지만 않는다면 몇 년 뒤라도 다시 끄집어낼 수 있다. 단기 기억에 집어넣을 수 있는 정보량은 제한돼 있지만 장기 기억은 다르다. 막대한 양의 정보를 저장할 수 있는 잠재력이 있다. 이런 정보를 나중에 다시 끄집어내는 것을 떠올리기(회상)라고 한다. 알츠하이머병이 상당히 진행된 환자는 그날 아침에 뭘 먹었는지도 기억하지 못한다. 하지만 젊은 시절 애인과의 첫 데이트처럼 오래된 일은 세세한 부분까지 생생하게 기억할 수 있는 것으로 알려져 있다.

최근에 과학자들은 단기 기억이 어떻게 장기 기억으로 전환되는

가를 분자와 세포 수준까지 알게 됐다.

　장기 기억 과정이 진행되려면 뇌의 표피 부분인 대뇌 피질에 특정한 단백질이 존재해야 한다. 단기 기억은 뇌의 해마 부위에 저장된다. 이것은 바다 동물인 해마처럼 생겨서 붙은 이름으로 뇌의 측두엽(관자놀이 근처) 속에 들어 있다. 단기 기억은 컴퓨터의 램에 데이터를 일시적으로 보관하는 것과 같다. 장기 기억은 데이터를 컴퓨터의 하드디스크에 저장하는 것에 해당한다. 장기 기억은 해마와 대뇌 피질의 상호 작용으로 이뤄진다.

• •

기억력을 좌우하는 요소들은 무엇일까?

학습을 하는 스타일은 사람마다 다르다. 나는 기억력 연구에 관심을 갖기 훨씬 전부터 일상생활을 영위하는 데 본능적으로 시각 중심적인 학습 능력에 의존했다. 내가 사람의 이름을 기억하는 방법은 시각 중심적이다. 그 이름을 마음속으로 쓰고 마음의 눈으로 읽으면 기억하기가 훨씬 쉽다. 청각 중심의 기억력을 가진 사람은 귀로 들은 정보를 더 잘 기억한다. 시각 중심적인 사람들은 눈으로 봐야 기억이 잘 된다.

기억을 포함한 인지적 능력은 성별에 따라서도 달라진다. 여성은 언어 능력이 뛰어난 경향이 있다. 그에 비해 남성은 대체로 공간 지각과 수학에서 여성보다 낫다. 기억력에 영향을 미치는 요소는 이 밖에도 많다. 감정 상태는 기억의 양과 질에 큰 영향을 미친다. 대통령의 피살 뉴스가 발표됐을 때 어디에서 무엇을 하고 있었는지 기억해보라. 대부분의 사람들은 그날 누구와 어디서 무엇을 하고 있었고 어떤 느낌을 받았는지 대체로 잘 기억한다. 하지만 불과 일주일 전의 일지라도 그렇게 구체적으로는 기억하지 못한다.

강한 감정을 수반한 정보는 특별히 우수한 정보의 지위를 갖는다. 기억하고 불러오기가 쉽다는 말이다. 초등학교 1학년 때 첫 번째 짝이 누구였는지 대부분 뚜렷하게 기억하고 있을 것이다. 그 소년 혹은 소녀의 상세한 부분까지 떠올릴 수 있을 것이다. 그러나 기분이 침체되어 있거나 오랫동안 스트레스를 받거나 걱정을 계속하고 있는 상황에서는 일상사에 무관심해지고 기억력도 떨어진다.

기억력은 나이에 따라 변한다

사람들은 나이가 들면서 어느 정도 건망증을 경험한다. 하지만 건망증의 정도, 거기에 대해 걱정하는 정도, 거기에 대처하기 위해 선택하는 방법은 사람마다 다르다. 30대나 40대에 이르면 누구나 가끔은 '기억력이 예전만 못하다'는 불평을 하기 마련인데 이는 지극히 정상적인 현상이다. 중년 이후가 되면 누구나 점점 기억력이 떨어진다. 노년기가 되면 사람의 이름, 물건을 둔 장소, 최근의 일과 과거의 일, 회의와 약속 일정을 기억하고 다시 떠올리는 데 어려움을 종종 겪곤 한다.

나이와 관련된 기억력 감퇴는 주로 옛날의 일보다 최근의 일을 기억하지 못하는 현상으로 나타난다. 우리는 지난주에 본 영화의 제목은 잘 떠올리지 못하면서도 고등학교 때 담임선생님의 이름을 잘 기억한다.

신경정신학 연구결과에 따르면 나이가 들수록 배우는 속도와 이것을 떠올리는 속도가 점차 느려지게 된다. 나이가 들수록 새로운 언어를 배우거나 새로운 지식을 공부하기가 더 어려운 것은 이런 까닭이다(50살이나 되어 어려운 미적분을 다시 배우려는 사람은 없을 것이다).

나이 든 사람일수록 한꺼번에 여러 가지 일을 하는 '멀티태스킹'이 더 어려워진다. 반응 속도도 느려져서 일상적인 활동을 제대로 하는 데 영향을 받기도 한다. 나이가 많은 운전자들은 이런 점 때문에 차를 천천히 모는 경향이 있는데, 그것이 또 사고의 원인이 되기도 한다. 나이가 들면서 생기는 이런 문제를 바로잡는 데는 기억력 훈련(3장과 6장)과 두뇌 에어로빅 프로그램(5장)이 도움을 줄 수 있다.

1990년대 초반에 기억력 전문가들은 나이가 듦에 따라 기억력이 떨어지는 현상의 정상 여부를 진단하는 기준을 만들었다. 전문가들이 '나이에 따른 기억력 장애'라고 부르는 현상을 살펴보자. 이는 50살이 넘은 사람이 표준적인 기억력 검사표에서 기억력 장애로 판정을 받고, 스스로도 기억력이 예전만 못하다는 사실을 자각하고 있는 경우를 말한다.

전문가들에 따르면 이 같은 기억력 장애를 경험하는 비율은 50

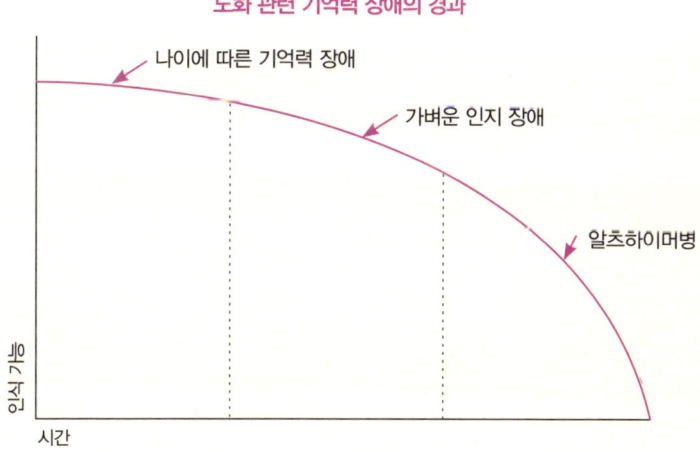

노화 관련 기억력 장애의 경과

나이에 따른 기억력 장애

가벼운 인지 장애

알츠하이머병

인식 기능

시간

대 초반에는 40%, 60대에는 50%, 70대 이상에서는 70%에 이른다고 한다.

나이에 따른 기억력 장애가 특정인의 경우에만 점점 심해지는 것인지, 심해진다면 그 진행 정도는 어느 정도인지에 대해서는 논란이 있다. 하지만 이것이 심각한 기억력 감퇴의 전조 현상이라는 점에는 이론이 없다.

나이에 따른 기억력 장애를 무시하는 사람은 결국 그 다음 단계인 가벼운 인지 장애를 일으키기 쉽다. 물론 그 전에 뇌를 젊고 건강하게 하는 조치를 취하거나, 의사의 진단과 처방을 받는다면 그렇게 되지는 않는다. 가벼운 인지 장애를 겪고 있는 65세 이상 미국인은 약 1백만 명으로 추정된다. 이런 사람들이 알츠하이머병에 걸릴 확률은 한 살씩 더 먹을 때마다 10~15%씩 늘어난다.

나이에 따른 기억력 장애-가벼운 인지 장애-알츠하이머병이라는 3단계의 진단은 의사와 과학자들이 만든 편의상의 분류이다. 우리의 뇌와 기억력의 변화는 단계적으로 건너뛰는 것이 아니라 아주 젊은 시절부터 꾸준히 지속적으로 일어난다. 최근의 연구들은 이런 변화가 얼마나 일찍부터 일어나는지 보여주고 있다.

IQ와 학력, 알츠하이머병의 관계

켄터키 대학의 데이비드 스노든 박사의 연구팀이 몇 해 전에 발표한 '수녀 연구'를 살펴보자. 이들은 70세 이상의 수녀들을 대상으로 표준 기억력 테스트와 의학 진단을 실시했다. 수녀들은 20대 초반 수도원에 들어갈 무렵 쓴 일기를 보관하고 있었다. 연구팀은 이 일기를 바탕으로 표준 언어 분석법에 따라 20대 초반 때 수녀들의 언어 능력을 객관적으로 평가했다.

젊은 시절의 일기에서 생각의 깊이가 있고 문법적으로 복잡한 문장을 썼던 수녀들은 70대에 이르러 심각한 기억력 감퇴를 겪거나 알츠하이머병에 걸리는 일이 훨씬 적었다. 즉 20대의 언어 능력을 보면 앞으로 50년 뒤에 그 사람이 알츠하이머병에 걸릴 가능성이 어느 정도인지 예측할 수 있다는 것이다. 이 같은 결론은 쓰면 발달하고 안 쓰면 퇴화한다는 '용불용설(用不用設)'이 기억력 감퇴에도 적용되는지 논란을 불러일으켰다. 이것은 공부를 많이 하고 교육을 많이 받으면 뇌의 퇴화를 막을 수 있는가의 문제이다.

좀더 최근 연구로는 스코틀랜드의 정신분석학자인 I. J. 횔리 박사팀의 조사가 있다. 이들은 젊은 시절의 지능 지수로 50년 뒤에 알츠하이머병에 걸릴 가능성을 예측할 수 있는지 분석했다. 연구 결과, 지능 지수가 낮은 어린이는 나중에 알츠하이머병(특히 65세 이상의 높은 연령에서 발병하는 유형의 알츠하이머병)에 걸릴 확률이 매우 높다는 사실이 밝혀졌다.

활리 박사팀은 이 연구 결과를 여러 가지 방법으로 해석했다. 어린 시절에 지능 지수가 낮은 사람은 늙어서 알츠하이머병을 유발하는 행동을 더 많이 하는 경향이 있을 것이라는 해석도 가능하다. 이런 사람들은 건강에 좋지 않은 식사를 하고 운동도 하지 않으면서 여느 사람들보다 담배를 더 많이 피울지도 모른다.

이와 달리 해석할 수도 있다. 어린 시절에 지능 지수가 낮다는 것은 뇌를 퇴화시키는 질병이 은연중에 시작되고 있다는 징후일지도 모른다. 그 이후의 학업 성적과 상급학교 진학률이 좋지 않은 것도 이런 질병이 진행되고 있기 때문이 아닐까? 교육 기회가 적어서 뇌가 일찍부터 쇠퇴한 것이 아니라 뇌가 일찍부터 쇠퇴했기 때문에 교육 기회도 줄어든 것일지도 모른다.

알츠하이머병은 20대부터 시작된다?

나이가 들면 뇌의 뉴런 사이를 연결하는 시냅스의 효율성이 떨어진다. 뇌의 한 쪽에서 다른 쪽으로 출발한 메시지가 다른 메시지와 뒤엉킬 수도 있고 뇌의 각 부분을 연결하는 중요한 통로가 막혀버릴 수도 있다.

예를 들어 뇌의 한 부분에서 '부엌으로 가서 냉장고 문을 열라'는 지시를 내린다고 생각해보자. 당신은 지시에 따라 문을 열었지만 그 이후에는 그냥 서 있기만 할 수도 있다. '목이 마르니까 손을 뻗어서 물을 꺼내라'는 후속 지시가 뇌의 다른 부분에서 오지 않은 경우이다. 후속 지시를 내려야 할 뇌의 해당 부위가 애초에 '목이 마르니 이러이러한 행동이 필요하다'는 메시지 자체를 전달받지 못했기 때문이다.

나이가 들면 뇌의 크기는 줄어든다. 그리고 뇌에 단백질인 아밀로이드 반점이 생기게 되고 신경섬유가 엉키게 된다. 반점과 엉킴은 기억과 관련된 대뇌 피질에 퇴화된 조직이나 죽은 세포의 부산물이 쌓이면서 생긴다. 건강하고 풍성한 뇌가 점차 반점과 엉킴으로 뒤덮인 알츠하이머병 환자의 위축된 뇌로 바뀌는 것이다.

과거에 알츠하이머병을 확진하는 방법은 부검뿐이었다. 병리학자가 환자 뇌의 대뇌 피질에 축적된 반점(아밀로이드판)과 엉킴(신경섬유매듭)의 숫자를 세어서 일정 기준을 넘으면 생전에 알츠하이머 환자였다는 진단을 내리는 것이다.

과학자들은 알츠하이머병보다는 '가벼운 인지 장애'였던 뇌를

25

해부하여 연구했다. 그 결과 똑같은 반점과 얼룩이 대뇌 피질에 자리잡고 있었다. 차이는 축적된 양이 다르다는 것뿐이었다. 뇌 해부를 통한 연구는 기억력이 정상이었던 20~30대까지로 범위가 넓어졌다. 그 결과 정상적인 젊은이의 뇌에서도 똑같은 반점과 엉킴이 발견되었다. 다만 그 양이 적었을 뿐이다.

어떤 연령대를 조사해도 축적 패턴은 똑같았다. 대뇌 피질의 측두엽(관자놀이 안쪽 부분)에서 시작해서 두정엽(정수리 부근)과 전두엽(이마 부근)으로 퍼져 나가는 것이다. 단지 반점과 엉킴이 충분히 누

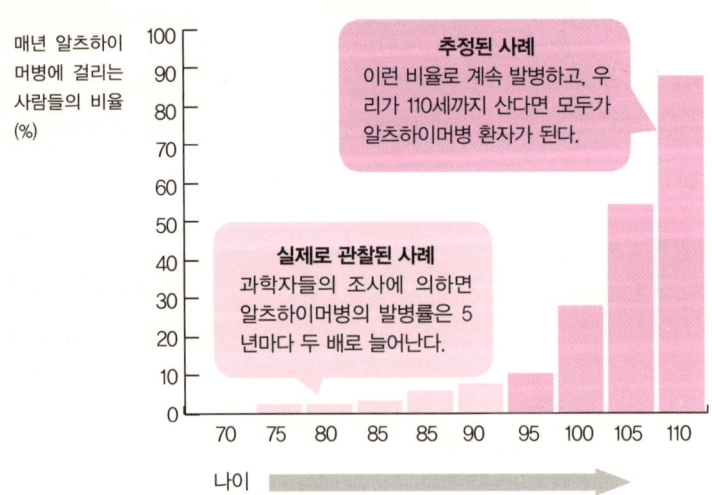

알츠하이머병의 발병 확률

매년 알츠하이머병에 걸리는 사람들의 비율(%)

추정된 사례
이런 비율로 계속 발병하고, 우리가 110세까지 산다면 모두가 알츠하이머병 환자가 된다.

실제로 관찰된 사례
과학자들의 조사에 의하면 알츠하이머병의 발병률은 5년마다 두 배로 늘어난다.

나이

적되어 완전한 알츠하이머병으로 진행될 때까지 우리가 오래 살지 못할 따름이다(유전적 요인이나 병에 걸리기 쉬운 체질이라면 물론 그리 오래 살지 않고도 발병할 수 있다).

알츠하이머병의 신규 발병 확률은 65세에서 90세 사이에 5년마다 두 배로 증가했다. 연간 발병 사례로 보나 인구 대비 환자 비율로 보나 마찬가지 결과가 나왔다. 현재와 같은 추세가 계속된다면 앞으로 평균 수명이 80세, 90세가 될 날도 멀지 않았다고 과학자들은 추정한다. 그렇게 되면 불행히도 노인성 치매인 알츠하이머병이나 혈관성 치매 환자도 크게 늘어날 것이다.

이런 관점에서 뇌의 노화를 막기 위해 아무런 조치를 취하지 않은 채 110세까지 산다면 모두 알츠하이머병에 걸릴 것이라고 확신한다. 물론 뇌의 노화 속도는 유전적 요인과 생활습관, 생활환경 등 여러 변수에 의해 결정된다. 다행히도 의학기술의 발달 덕분에 이제는 뇌의 노화를 아주 이른 단계에서부터 확인할 수 있게 됐다. 고교 시절의 일기를 분석하거나 뇌를 해부하지 않고도 진단이 가능하게 된 것이다.

노화는 자연스러운 현상이 아니라 질병이다

내가 어렸을 때 길 건너편에 사는 빌리는 할머니와 함께 살았다. 빌리의 할머니는 가끔 집을 나가서 길을 헤맸고 빌리의 부모는 할머니를 찾으러 다녔다. 하루 종일 찾지 못한 적도 있었다.

의사였던 우리 아버지는 빌리의 아버지에게 할머니를 도와줄 의사를 추천해주겠다고 말했지만 그는 이렇게 말했다. "어머니는 아프신 게 아닌 걸요. 연세가 들어서 노쇠해진 것뿐예요."

내가 알츠하이머병과 노인 정신병리학 연구를 하기 시작한 초기에 리시 자빅 박사가 늘 강조하던 말이 있다. 노쇠는 나이가 들면서 생기는 자연스러운 현상이 아니라 질병이라는 것이다. 그 당시에 이것은 매우 중요한 메시지였다. 왜냐하면 대개의 전문가들은 늙어감에 따라 발생하는 문제들을 무시하고 있었기 때문이다. 심지어 가장 일반적인 현상인 기억력 감퇴와 치매도 무시했다. 그러나 다양한 연구결과가 나오면서 기억력 감퇴와 치매는 정확한 진단과 특별한 치료가 필요한 비정상 상태라는 시각이 점점 일반화되었다.

질병을 진단하고 최선의 치료법을 찾아보는 것은 사실 서양 의학의 가장 기본적인 접근 방법이다. 하지만 사전에 방지하려는 의도로 질병을 연구한다는 것은 쉽지 않은 도전이다. 우리는 당장 효과를 보고 싶어 하기 때문이다. 한 알 먹으면 금방 증세가 나아지는 그런 약 말이다. 아프지도 않은데 고친다는 것은 의사나 환자 모두 결코 달갑지 않은 일이다. 하지만 뇌의 노쇠 문제만은 그래서는 안 된다. 우리의 무지가 우리를 해칠 수 있기 때문이다.

치매의 초기 단계이건 완전히 발병한 알츠하이머병이건 그것은 노쇠의 일종이다. 노쇠를 병적인 상태로 인식한다는 것은 연구자들에게 중요한 전환점이 됐다. 나이가 듦에 따라 우리의 뇌에 변화가 생기며 그 결과 문제가 생길 수 있다는 점에 관심을 갖게 된 것이다.

오늘날에는 아주 초기부터 뇌의 변화를 관찰할 수 있는 기기가 발명되었고 뇌 자체에 대한 지식이 크게 늘어났다. 앞으로는 뇌에 변화가 생기는 것을 늦추거나 멈추게 하려는 연구가 활발해질 것이다. 이미 손상된 뇌도 언젠가는 고칠 수 있게 될지도 모른다. 이를 위한 첫 단계는 두려움에 정면으로 맞서는 것이다. 지금 우리의 기억력에 약간의 문제가 있다거나 사소한 건망증이 있다는 사실이 우리의 미래에 대해 무엇을 암시하는지 알게 되는 두려움 말이다.

이제 우리는 뇌의 노화가 인간이라면 누구도 피할 수 없는 필연적인 과정이라는 사실을 알게 됐다. 이런 지식을 바탕으로 더 많은 사람들이 이 책을 활용하기를 희망한다. 그 목표는 물론 건망증을 예방하고 알츠하이머병으로부터 뇌를 보호하는 것이다. 이미 기억력이 뚜렷이 감퇴한 사람들에게 이 책은 더욱 유용할 것이다. 새롭게 개발된 뇌 이미지 기법을 활용하면 치매와 알츠하이머병을 조기에 진단하고 치료할 수 있기 때문이다.

기억력 훈련이 뇌의 노화를 막는다

여러분이 이 책을 읽는 목적은 분명하다. 우리의 마음을 젊고 건강하게 가꾸고, 기억력을 극대화하며, 알츠하이머병에 걸리지 않도록 예방하는 것이다. 앞으로(3~5장에서) 설명할 기억력 프로그램은 바로 이를 위한 것이다. 이 프로그램을 시작하는 순간, 곧바로 기억력이 좋아진다는 것을 느낄 수 있을 것이다.

지금으로부터 거의 10년 전에 신경과학자들이 한 실험이 있다. 자원자들을 모아 생전 처음으로 테트리스 게임을 시킨 뒤 이들의 뇌를 스캔했다. 그 결과 뇌가 왕성하게 활동하고 있다는 사실이 밝혀졌다. 한 달이 지나자 자원자들은 테트리스 게임에 익숙해졌다. 그리고 다시 뇌를 스캔한 결과, 게임을 하는 동안의 뇌 활동이 현저하게 낮아졌음을 알 수 있었다. 테트리스 게임에 관한 한 정신 능력의 효율이 매우 높아졌다는 뜻이다.

시간을 들여서 연습을 하고 익숙해지면 뇌는 스스로 적응하게 된다. 더 작은 노력으로도 똑같은 결과를 얻을 수 있도록 말이다. 이런 과정은 웨이트 트레이닝과 비슷하다. 벤치에 누워 같은 바벨을 한 달 간 계속 들면 결국은 근육의 효율성이 높아진다. 근육을 더 강화하려면 무게를 계속 늘려야 한다는 것을 보디빌더들은 알고 있다. 우리의 뇌도 이와 마찬가지다. 기억력 연습을 하거나 기억술에 익숙해지면 뇌의 효율이 높아진다. 이런 사실을 알고 나면 뇌를 체계적으로 훈련시킬 수 있다.

방법은 많다. 게임이나 퍼즐을 할 수도 있고 일상생활에서 좀더 신경을 쓸 수도 있다. 그러면 단기 기억과 장기 기억이 모두 좋아지며, 건망증과 알츠하이머병을 예방할 수 있을 것이다.

기억력 훈련은 뇌의 노화를 막는 프로그램의 핵심이다. 여기에는 건망증을 줄이고 기억력을 향상시키는 것 외에도 다른 이점이 있다. 훈련을 통해 나아졌다는 사실을 스스로 자각하게 되는 것이다. 배우고 기억해내는 능력이 나아졌다는 사실에 기분이 좋아지면 기억력은 더욱 좋아진다.

지적인 활동, 직업 및 학습을 통한 성취는 모두 나중에 기억력 감퇴와 치매에 걸릴 확률을 낮추는 데 기여한다. 정신에 활력을 주는 직업이나 목표를 가진 사람들은 그 과정 덕분에 기억력 감퇴를 덜 겪는다. 이 둘 사이의 인과 관계는 실험실에서 과학적으로 입증됐다.

실험은 학습 능력이 큰 어린 동물이 아니라 다 자란 동물들을 두 집단을 대상으로 실시되었다. 한 집단에는 정신을 자극하는 미로놀이, 장난감, 뜻밖의 놀랄 만한 일들, 간식 등을 제공했다. 다른 집단에는 보통의 지루한 실험실 환경을 그대로 겪게 했다. 그 결과 다 자란 동물들인지라 뇌의 크기는 두 집단 간에 차이가 없었다. 하지만 정신적인 자극을 받은 집단이 그렇지 않은 집단에 비해 학습 능력이 높았고 뇌의 기억 관련 영역에 있는 뉴런의 숫자도 더 많았다.

이런 결과를 사람에게도 그대로 적용한다면 정신을 쓰는 활동을 계속하면 늙어서 인지력 감퇴가 예방된다는 것을 알 수 있다.

• • •

조는 보험 판매인이고 그의 아내 앨리스는 교직원이다. 둘은 저축을 계속해서 노후에 자동차로 6시간 거리에 있는 곳에 별장을 한 채 갖게 됐다. 사막 지대의 실버타운에 있는 별장은 아름다운 골프 코스가 내려다보이는 경치 좋은 곳에 있었다. 이들은 5년 동안 주말이나 휴가기간에 그곳으로 가서 생활했다. 주로 친구나 친척을 초대해서 같이 골프를 치거나 경치를 즐기곤 했다. 최근에 그들 부부는 함께 조기 퇴직을 했고 이제는 일을 그만두고 별장으로 이사를 갔다.

앨리스는 학교의 송별 파티 때 울음을 터뜨렸다. 26년이나 재직하는 동안 동료들은 가족과 같은 사이가 됐던 것이다. 게다가 그녀는 일을 좋아했다. 출근 후 자신을 기다리는 급한 일들을 처리하는 것이

즐거웠던 것이다.

별장에서 거주를 시작하자 처음 6개월은 빠르게 흘러갔다. 조는 정원을 손보고 뒤뜰에 바비큐 그릴도 새로 설치했다. 골프 스윙도 점점 좋아졌다. 앨리스도 집을 단장하고 손님들을 초청해 접대하느라 바빴다. 하지만 그해가 가기 전에 앨리스는 발목을 접질리면서 뜸하게 치던 골프를 완전히 그만두었다. 앨리스가 좋아하는 흘러간 명화를 볼 수 있도록 조는 케이블 TV에 가입했다.

딸이나 손자 손녀, 친구들의 방문도 점차 뜸해졌다. 모두들 바쁘고 학교도 다녀야 하기 때문이었다. 이해는 됐지만 앨리스는 외로웠다. 조는 아내에게 지역 친목회나 사교 모임에 나가라고 권했다. 앨리스는 모임에 나가 봤지만 재미가 없었다.

그녀는 하루에 몇 시간씩 전화통을 붙잡고 친구나 친척과 수다를 떨었고 매주 한 번씩은 옛 직장을 방문했다. 앨리스는 단순한 생활에 싫증이 났고 옛날이 그리웠다. 그녀는 밤에 잠이 잘 오지 않았고 낮에는 부족한 잠을 보충하느라 낮잠을 잤다. 앨리스는 침울하고 의기소침해졌지만 조는 그걸 이해할 수 없었다. 조는 앨리스에게 좋은 면을 보고 좋은 쪽으로 생각하라고 말했다. 하지만 앨리스는 생각이 달랐다. '이것이 정말 내가 원한 삶이었을까? 이것을 진정으로 원한 사람은 조가 아니었던가?'

앨리스는 기억력이 조금씩 나빠졌다. 클럽하우스에서 바비큐 파티가 있다는 걸 잊어버리거나 손님이 오는 시간을 착각하곤 했다. 시간이 지나자 남편 조와 딸이 문제의 심각성을 느끼게 됐다. 손자의 생일날 축하 전화를 잊거나 시장에 사러간 물건 중 절반은 잊어버리고 그냥 돌아오는 경우가 잦아졌다. 과거에는 한 번도 없었던 일이다.

앨리스는 의사를 찾아가 상담했다. "왜 이렇게 기억력이 급속히 떨어졌을까요? 직업에서 오는 스트레스나 책임은 이제 벗어버렸는데요. 과거보다 기억해야 할 일도 줄어들었고, 그런데 왜 이런 일이……" 진찰을 마친 의사의 결론은 이랬다. "기억력이 떨어진 이유는 사는 게 지루한 데다 정신적 자극이 없어졌기 때문일 수도 있습니다."

의사의 말을 듣고 남편 조는 아내가 다시 취업을 하는 게 좋겠다고 생각했다. 앨리스도 그 생각에 동의했고 마침 그 지역 학교에 자리가 하나 나서 앨리스는 쉽게 취직을 할 수 있었다. 다행히도 그녀의 기억력은 다시 좋아졌다. 앨리스에게 좋은 생활이란 일을 하면서 정신적인 자극을 받는 것이었다.

• • •

우리 주변에 앨리스와 같은 사람들은 많다. 정신적 자극을 받아야 정신 건강과 기억력을 유지할 수 있는 사람 말이다. 앨리스는 적정한 수준의 정신적 자극이 없어지자 급속히 노쇠해진 것이다.

기억력 훈련은 뚜렷한 목표를 가진 정신적 자극이다. 짧은 시간 동안에 많은 양의 정보를 효과적으로 기억해내는 것이 목표다. 만약 기억력 훈련이 궁극적으로 알츠하이머병을 예방해주지 못한다 할지라도 지금의 기억력을 좋게 만들어주는 것은 변치 않는 사실이다. 그리고 그 성과는 뚜렷하다. 기억력 훈련의 가장 좋은 점 중 하나는 앞으로 평생 사용할 수 있는 기억의 도구를 갖게 된다는 것이다. 이 기술을 일찍부터 터득하면 미래의 기억력 감퇴를 예방하기 훨씬 쉽다.

살아 있는 뇌를 들여다볼 수는 없을까?

체육관이나 미용실에서 아무리 노력을 해도 육체의 노화를 거스를 수는 없다. 육체가 노화한다는 징표는 뚜렷이 나타난다. 피부에는 주름살이 생기고 머리는 허옇게 세며 대머리가 되기도 한다. 이와 대조적으로 뇌의 노화는 알아차리기가 훨씬 어렵다. 과학자들은 뇌의 구조와 기능을 눈으로 볼 수 있는 방법을 수십 년 동안 연구해왔다. 치료하면 개선할 수 있는 문제는 어떤 것일까? 어떤 치료법이 효과적일까? 언제 치료할 것인가?

최근에 돌파구가 열렸다. 유전학, 화학, 물리학, 생물학 등 다양한 학문 덕분에 양전자방출단층촬영, 즉 PET가 개발된 것이다. 드디어 뇌에 창을 내고 들여다볼 수 있게 되었다. 이제는 뇌의 노화를 직접 관찰하고, 앞으로 기억력이 떨어지지 않도록 하는 치료법을 발전시켜 나갈 수 있게 된 것이다.

1970년대 중반 의과대학원 시절, 처음으로 뇌의 CT(컴퓨터 단층촬영) 사진을 보았을 때의 흥분을 나는 잊을 수 없다. X선 사진의 한계를 넘어서, 뇌의 조직을 들여다볼 수 있는 방법을 인류가 드디어 찾아냈던 것이다. 이어서 MRI(자기공명 영상 촬영법)가 개발되면서 더욱 상세하게 뇌의 상태를 볼 수 있게 됐다. 이에 따라 뇌졸중, 종양, 뇌출혈 등의 진단이 가능해졌다.

이런 신기술을 통해 우리는 뇌의 구조와 뇌의 위축(뇌세포들이 죽어서 뇌의 용량이 줄어든 것)에 대한 정보를 알게 되었지만 여전히 한계가 있었다. 살아 있는 사람의 뇌가 얼마나 잘 기능하고 있는지는 이런 방법으로 알 수 없었다.

뇌 속의 뉴런이 다른 뉴런과 얼마나 효과적으로 신호를 전달하는지 파악할 수 있는 방법은 없는가? 그럴 수만 있다면 뇌의 효율성이 미세하게 떨어지더라도 미리 알아낼 수 있으며 뇌세포들이 죽기 전에 진단하고 치료할 수 있다.

UCLA 의과대학 교수인 펠프스 박사 등의 연구 덕분에 이제는 양전자 방출 단층 촬영(PET)이라는 놀라운 돌파구가 열렸다. 살아 있는 사람의 뇌 기능을, 아주 미묘한 기능 저하까지 살펴볼 수 있게 된 것이다.

알츠하이머병 환자의 PET 소견은 일관성 있게 나타난다. 측두엽(대뇌피질의 관자놀이 부근), 두정엽(대뇌 피질의 정수리 부근)은 알츠하이머병이 처음으로 생기는 장소인데, 발병 초기 단계부터 활동이 저하되는 것을 볼 수 있다. 기억에 중추적인 역할을 하는 이들 부위가 점진적으로 사그라지는 것처럼 보인다. PET 촬영은 현재 알츠하이머병을 초기에 정확하게 진단하고 치료법을 이끌어주는 가장 섬세한 기술이다.

치매보다는 훨씬 경미한 기억력 저하 증상을 겪는 사람은 매우 많다. 우리 UCLA 팀은 우리의 신기술이 노쇠해져가는 뇌의 아주 미묘한 징후까지도 진단할 수 있을지에 관심을 가졌다. 우리는 PET 촬영과 알츠하이머병에 걸린 개인의 유전적 위험을 함께 살펴봤다.

이 같은 통합 진단법은 뇌가 노화하는 극히 미세한 징후까지도 관찰할 길을 열어주었다. 이런 정도의 미세한 노화는 40대 후반에서 50대 중반에 이르는 사람들에게 일어나고 있는 현상이기도 하다. 통합 진단법은 기억력 강화 프로그램을 포함한 여러 가지 방법이 뇌의 노화를 막는 데 어느 정도 효과가 있는지 측정할 수 있도록 도와준다.

알츠하이머병은 타고나는 질병인가?

유전학은 지난 15년간 급속하게 발전했다. 유전자는 생명의 청사진이다. 모든 사람의 DNA는 서로 다르며 각각의 개성은 여기에서 비롯된다. 개인을 식별하는 기준으로 DNA는 심지어 지문보다도 더 믿을 만하다.

유전적 특징은 한 세대에서 다음 세대로 전달된다. 여기서 우리는 대개 머리카락이나 눈의 색깔, 얼굴 모양, 키, 골격 등 신체적 특징을 연상한다. 하지만 최근에는 심장병, 고콜레스테롤증, 암 등도 가계 내에서 유전된다는 점이 밝혀졌다. 알츠하이머병도 마찬가지다. 65세 이상에서 발병하는 가장 흔한 유형의 알츠하이머병은 유전과는 관련이 없는 것으로 여겨졌지만 요즘은 환경, 생활 방식, 유전 등이 모두 병의 발생에 영향을 미친다고 믿고 있다. 기억력 감퇴 및 알츠하이머병과 관련된 유전자는 지금까지 많이 발견됐다. 일부 유전자에 결함이 생기면 65세 이전에 발병하는 희귀한 유형의 유전성 알츠하이머병에 걸리게 된다. 이런 가계에는 발병 확률이 50%에 이른다.

알츠하이머병의 좀더 일반적인 유형은 65세가 넘어서 걸리는 것이다. 이에 관계하는 유전자는 현재까지 한 개가 발견됐는데, 그것은 아포지단백(APOE) 유전자다. 원래 이 유전자의 기능은 콜레스테롤과 지방을 신체 각 부위로 전달하는 단백질을 만들어내는 것이다. 이 유전자는 심장병 위험과 관련이 있는 것으로 알려져 있었다. 그런데 알츠하이머병 및 건망증과도 연관돼 있다는 사실을 유전학자들이 밝혀낸 것이다.

APOE 중 알츠하이머병과 관련된 유전형은 APOE-2, APOE-3, APOE-4 등 세 가지가 존재한다. 우리는 모두 부모로부터 각각 한 가지씩, 합쳐서 2개의 유전형을 물려받는다. 듀크 대학의 앨런 로즈 박사팀은 알츠하이머병 환자의 경우 일반인에 비해 APOE-4형인 경우가 훨씬 많다는 사실을 밝혀냈다. 인구의 약 65%는 APOE 3/3형, 즉 부모로부터 각각 APOE-3을 물려받는다. 20%는 APOE 3/4형인데 이 유전형을 가진 사람은 65세 이상에서 나타나는 산발성(나이가 들면서 생기는) 알츠하이머병 위험이 높아진다. APOE 4/4형은 인구의 2%에 불과한데 발병 위험이 더욱더 높다. 이런 사람들은 남보다 이른 시기에 발병할 위험이 크다. 하지만 유전형을 확인하는 혈액 검사만으로 특정인이 실제로 발병하게 될 것인지의 여부를 정확하게 진단할 수 없다.

내가 이끄는 연구팀은 최근에 중대한 성과를 이루어냈다. 비결은 PET로 촬영한 뇌 영상을 유전학자들의 최근 연구 성과와 연결시켜서 해석하는 데 있었다. 그 덕분에 나이가 듦에 따라 뇌가 변화하는 양상을 아주 미세한 부분까지 탐지하는 단서를 처음으로 찾아낼 수 있었다. 뇌의 미세한 변화는 앞으로 몇 십 년 후에 알츠하이머병이 발병할 가능성을 미리 알려 주는 지표가 될 수 있다.

∙ ●
되돌릴 수 없다면 예방이 최고의 약이다

알츠하이머병이 발병할 때쯤이면 환자의 뇌는 이미 많이 손상돼 있다. 돌이킬 방법도 없다. 치료법이 없으므로 오직 예방만이 최선이다. 우리 연구팀이 사소한 건망증에 초점을 맞추기 시작한 것도 그런 이유에서다. 건망증을 가진 사람은 수백만 명에 이르지만 예방적 처치를 받는다고 모두 효과를 보는 것은 아니다. 누구에게 효과가 있을까를 결정하는 것은 어려운 일이다.

UCLA 연구팀이 뇌 기능과 유전학을 연결시킨 것은 1990년대 중반이었다. 당시 우리는 사소한 건망증을 호소하는 사람들에 대해 연구 중이었다. 미국 정부의 지원을 받은 이 연구는 듀크 대학의 유전학자 집단과의 협력으로 진행되었다.

연구 대상은 알츠하이머병에 걸리지 않은 중년의 사람들이었다. 이들 중 APOE-4 유전형인 사람들로부터 눈길을 끄는 사실이 드러났다. 기억을 관장하는 뇌의 두정엽 기능이 이미 축소돼 있다는 것이다. 애리조나 대학의 리만 박사팀도 동일한 사실을 독자적으로 확인했다. 뇌의 기능 축소는 해를 거듭할수록 더 심해진다는 사실도 최근에 확인됐다. APOE-4 유전자를 지닌 사람의 뇌를 PET로 촬영해본 결과는 뚜렷했다. 기억을 관장하는 뇌의 측두엽과 두정엽 기능이 모두 저하돼 있었다.

사람들이 알츠하이머병에 걸리기 훨씬 전에 뇌의 기능 저하를 탐지해낼 수 있게 된 것은 이런 발견 덕분이다. 돌파구가 열리자 우리는 UCLA 기억력 클리닉을 설립했다. 목적은 임상과 연구를 병행하면서 새로운 치료법을 시험하는 것이었다. 어떤 치료법이 성인의 뇌 기능 저하 속도를 늦추는 데 효과가 있을까? 여기서 성인이란

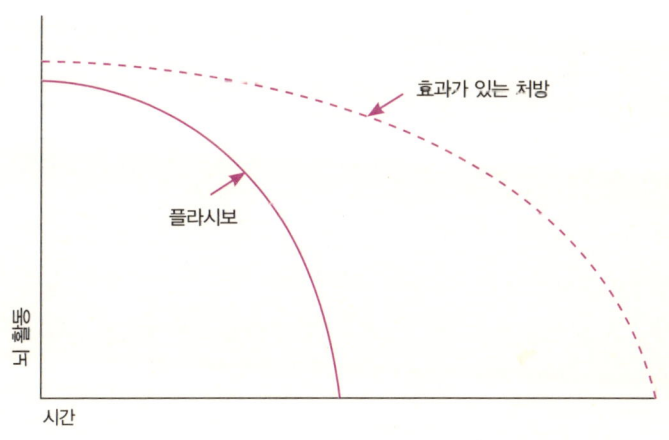

29세에서 100세에 이르는 모든 사람들을 말한다.

우선, 어떤 예방적 치료법이 효과를 인정받으려면 치료 후 여러 해 동안 뇌 활동 저하 속도를 늦춰야 한다. 여기에는 조건이 있다. 플라시보(가짜약)를 포함한 무해 무익한 다른 처방보다 더 뚜렷한 효과가 나타나야 하는 것이다.

앞의 그림에서 실선은 플라시보 효과가 시간이 지남에 따라 급속히 떨어진다는 사실을 나타낸다. 점선은 뇌의 노화를 막는 진짜 약을 투입한 경우다. 효과가 줄어드는 속도가 훨씬 완만하다. 양자의 효과는 모두 PET 영상으로 확인한 것이다. 이 같은 방법으로 우리는 중년층과 노년층에게 여러 가지 약을 시험했다. 우리는 또 기억력 훈련과 뇌 에어로빅이 어느 정도 효과가 있는지 비슷한 방법으로 실험하기 시작했다.

• •

많이 배운 사람들의 뇌는 더 안전한가?

앞에서 언급한 수녀 연구를 생각해보라. 젊은 시절 언어 능력의 미세한 차이만으로도 50여 년 후에 누가 알츠하이머병에 걸릴 것인지를 미리 예측할 수 있었다. 우리 연구팀은 젊은 사람들의 뇌 기능

42

에도 그런 결점이 있는지 뇌의 PET 영상으로 찾아내려고 시도했다.
대니얼 실버만 박사와 나는 기억력이 정상인 사람들의 뇌 영상을
비교 연구했다. 초점은 기억력 센터라고 할 수 있는 뒷쪽 대상회 부
위가 잘 기능하고 있느냐 하는 것이었다.

대학 졸업 여부에 따라 기억력 센터의 기능에 차이가 있을까? 결
과는 '그렇다'였다. 정신 능력 검사를 받는 동안 찍은 뇌 영상을 살
펴본 결과, 대졸자들의 뇌 기능이 고졸 이하의 사람들보다 더 활성
화되어 있었다.

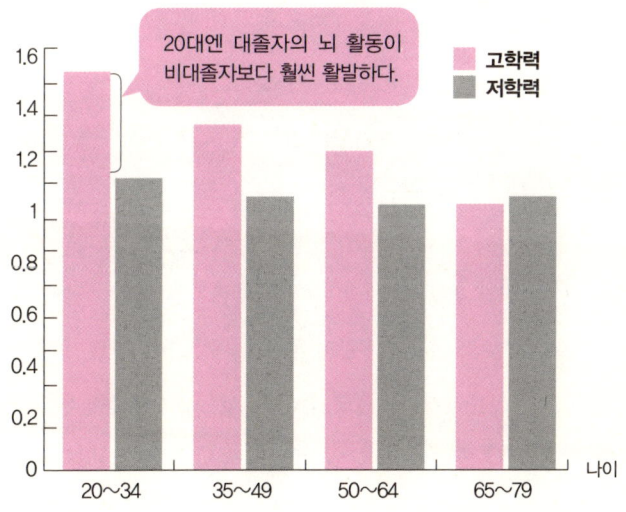

뒷쪽 대상회 부위의 활동 차이: 대졸자와 그 이하 학력자 비교

그러나 이런 차이는 나이를 먹으면서 사라졌다. 50대의 사람들에게서는 대졸 여부에 따라 뚜렷한 차이가 나타났다. 하지만 80대 이후 사람들에서는 별 차이가 없었다. 나이가 뇌 기능의 예비 능력을 갉아먹어버린 것이다.

이런 결과를 놓고 실버만 박사와 나는 연구 범위를 확대했다. 훨씬 많은 숫자의 젊은 성인들을 대상으로 대졸 여부에 따라 뇌 영상에 차이가 나타나는지 체계적으로 검토했다. 그 결과 우리는 20대 젊은이들의 뇌 활동을 보여주는 PET 스캔 영상을 얻게 됐다.

앞서의 수녀 연구에서도 20대 때의 언어 능력이 나중에 발병 여부를 가늠할 지표가 됐다는 점을 기억하자. 앞의 그림은 교육을 많이 받은 사람들은 뇌 활동이 더 활발했지만 나이가 듦에 따라 양자의 차이가 사라져간다는 것을 보여준다.

우리의 연구에서 드러난 사실은 20대의 뇌에서 일어나는 미묘한 변화도 관찰할 수 있다는 것이다. 20대라면 알츠하이머병이 나타나기 40~50년 전인데도 말이다.

APOE-4 유전형과 고학력의 효과를 함께 고려한 결과는 예상대로였다. 20대에 뇌 활동이 가장 왕성한 사람들은 대졸 이상의 학력에 APOE-4 유전자를 가지고 있지 않은 사람들이었다.

흥미로운 사실은 대졸 학력의 효과가 APOE-4 유전형의 효과보다 컸다는 점이다. 이론적으로 말하자면, APOE-4 유전형이라서 겪정되는 사람들은 교육을 더 많이 받음으로써 유전에 따른 위험을 줄일 수 있다.

이런 관찰은 22~46세의 사체를 해부해본 연구에서 얻은 결과와 일치한다. APOE-4 유전형을 가진 사람들 중 36%가 뇌에서 초기 단계의 반점과 엉킴이 발견됐다. 그렇지 않은 유전형의 경우는 11%에 불과했다.

교육과 학습이 뇌세포를 보호하는 것은 사실이지만 그 기능을 구체적으로 밝혀주는 결정적인 증거는 현재까지 발견되지 않았다. 다만 저학력자는 고학력자에 비해 뇌혈관 질병을 더 많이 앓는다는 증거가 최근의 해부 연구에서 드러났다. 고학력자의 뇌가 좀더 건강한 것은 저학력자에 비해 술과 담배를 덜하고 지방질 음식을 덜 먹기 때문일지도 모른다. 물론 이런 발견은 '쓰면 쓸수록 발달하고 안 쓰면 퇴화한다'는 견해와 일치한다. 무엇보다 뇌가 더 건강하기 때문에 대학까지 졸업할 수 있었던 것일 수도 있다.

• •

기억력의 변화를 예측하는 기술

우리 연구팀은 또한 인지 스트레스 검사도 개발했다. 원리는 심장병 환자들을 러닝머신에서 뛰게 하면서 심장이 받는 스트레스를 체크하는 것과 비슷하다. 환자가 쉬고 있을 때의 심전도 검사로는 밝혀낼 수 없는 미묘한 이상을 이런 검사를 통해 잡아낼 수 있다.

인지 스트레스 검사도 마찬가지다. 실험에 참여한 자원자들에게 기억력 시험 문제를 풀게 하면서 그동안 뇌에서 일어나는 변화를 촬영하는 것이다. 일반적인 정신 능력 검사에서는 드러나지 않는 뇌의 변화를 찾아내는 것이 검사의 목적이다. 수잔 부카이머 박사와 나는 뇌 기능 MRI를 촬영해 기억력 시험을 치르는 동안 뇌가 어떻게 활동하는지 살펴봤다. 자원자 중 절반은 알츠하이머병에 걸릴 위험이 큰 APOE-4 유전자를 가진 사람들이었고 나머지는 그렇지 않았다. 시험 문제는 서로 상관이 없는 단어 쌍, 예컨대 '신발-나무', '탁자-코끼리' 등을 외우고 다시 기억해내는 것이었다. 자원자 모두가 상당히 좋은 시험 성적을 올렸다. 하지만 APOE-4 유전자를 가진 사람들은 그렇지 않은 사람들에 비해 뚜렷한 특징을 보였다. 똑같은 과제를 수행하는 데 뇌가 훨씬 더 많이 활동했다는 점이다. 이들이 기억력 시험을 치를 때 가장 왕성하게 활동하는 뇌 부위들은 알츠하이머병이 최초에 발생하는 바로 그 부위들이었다. 특히 뇌의 주 기억 센터 중 하나인 해마 부위의 활동률은 두 배나 높았다.

몇 년 후에 어떤 사람들의 기억력이 더 나빠지게 될 것인지는 인

지 스트레스 검사 결과로 예측할 수 있다. 후속 연구 결과 우리의
예측은 상당히 정확한 것으로 드러났다.

• •

PET 스캔과 유전자 검사, 언제 해야 하는가?

PET 기술은 기억력에 심각한 이상이 생기기 전에 알츠하이머병의
징후를 찾아내는 데 유용하다. 그러면 조기에 적절한 치료를 받을
수 있다. 급성이든 만성이든 기억력이 나빠져서 걱정되는 사람은
의사를 찾아가고, 필요하다면 PET 촬영을 받아야 한다.

대부분의 의사들은 환자의 기억력이 나빠졌다고 해서 APOE 유
전자 검사를 권하지는 않는다. 알츠하이머병으로 추정되는 경우에
진단을 좀더 확신히 하기 위해서 권유할 수도 있는 검사일 뿐이다.
물론 유전적 위험을 폭넓게 상담하고 검사해야 할 때가 있다. 친척
중에 절반 이상이 65세 이전에 알츠하이머병을 앓은 경우가 그렇
다. 하지만 이런 일은 매우 드물다.

내가 이끄는 연구팀은 PET와 APOE 유전자 검사를 함께 활용하
는 연구를 계속하고 있다. 기억력이 조금 나빠진 사람들을 대상으
로 한다는 것이 특징이다. 환자의 뇌 기능과 기억력이 더 떨어지지

않게 하는 새로운 치료법이 실제로 얼마나 효과가 있는지 평가하는
데 촬영과 검사를 동시에 동원하는 것이다. 우리가 뇌의 영상 촬영
기술을 가다듬고 자동화하려고 연구하는 동안, 유전학자들은 알츠
하이머병과 관련된 또 다른 유전적 위험 인자를 찾는 작업에 상당
한 성과를 올리고 있다.

UCLA 기억력 클리닉에서는 기억력 훈련과 두뇌 에어로빅을 시
행 중이다. 게임과 퍼즐을 비롯해 두뇌를 자극하는 다양한 활동을
결합해서 내놓은 이 방법들의 결과는 고무적이다.

기억력 훈련을 시작할 때 결정적으로 중요한 것은 각자의 수준
에 맞춰야 한다는 점이다. 핵심은 자신의 상태를 파악하고, 실제로
훈련을 시작하는 것이다. 아무리 스케줄이 각박하고 시간 여유가
없는 사람들이라도 우선 시작하는 것이 좋다. 하루에 몇 분만 투자
해도 기억력이 나아지는 것을 느낄 수 있다. 그리고 기억력 향상 기
술을 익혀 나가면 나갈수록 효과는 점점 더 좋아질 것이다.

1_ 잘못된 상식은 버려라　알츠하이머병은 노인들만의 병이 아니라 훨씬 일찍부터 시작될 수도 있다. 또한 더 이상 노화는 자연스런 현상이 아니라 질병이라는 인식을 가져야 한다.

2_ 자신의 상태를 직시하라　나이가 들면 몸이 변하듯이 정신 능력도 변한다는 사실을 받아들여라. 누구도 뇌의 노화에서 자유로울 수 없다. 따라서 스스로 기억력을 좋게 하는 방법을 배우고 실천해야 한다.

3_ 기억력 훈련에 주목하라　사소한 건망증을 겪는 사람이건 알츠하이머병 환자이건 이 책에서 제시하는 기억력 훈련 프로그램은 뇌의 노화를 방지하는 효과를 발휘한다.

4_ 바로 지금 시작하라　너무 늦거나 이른 때는 없다. 바로 지금 자신의 기억력을 증진시킬 수 있는 프로그램을 시작하는 것이 최선이다.

2장

나의 기억력은
어느 정도일까?

기억력을 좋게 하고 뇌를 젊게 유지해주는 프로그램을 효과적으로 시작하려면 우선 현재의 기억력이 어느 정도 수준인지 파악해야 한다. 현재의 수준을 알아야 뇌의 노화 방지 프로그램을 어디서 시작해야 하는지 파악할 수 있기 때문이다. 그래야 쉬운 목표를 설정해서 힘들지 않게 시작할 수 있다.

• • •

엘리엇은 저명한 통계학자였다. 노벨상 후보로 꼽히는 몇 안 되는 수학자이기도 했다. 그는 저명한 싱크 탱크(정책에 큰 영향을 미치는 민간 연구소)에서 30년 간 근무한 뒤 아이비리그 대학의 교수로 초빙됐다.

그의 기억력이 나빠진 사실을 가족이나 친구들은 전혀 눈치 채지 못했다. 엘리엇이 내성적인 사람인 데다 기억력이 워낙 조금씩 나빠졌기 때문이다. 기록에 따르면 그의 지능 지수는 1972년에 160이었다 (전체 인구 중 상위 1%에 해당).

그러나 2001년에 그가 우리의 기억력 클리닉에 찾아왔을 때 다시 검사해보니 115로 떨어져 있었다. 전성기에는 훨씬 못 미치지만 그래도 여전히 상위 5%에 드는 수준이다. 엘리엇을 처음 만나는 사람은 그가 알츠하이머병이 상당히 진행된 환자라고는 결코 상상할 수 없을 것이다. 하지만 그의 뇌를 PET로 촬영한 결과는 알츠하이머병이었다.

...

    뇌의 노화를 진단하는 방법은 단순한 자가진단부터 훨씬 상세한 생물학적 검사에 이르기까지 다양하다. PET 촬영이 뇌의 노화를 조기에 가장 섬세하게 진단하는 방법이라는 사실은 분명하다. 그렇다고 해서 모두 당장 병원으로 달려가서 촬영을 해야 한다고 말하는 것은 아니다. 대부분의 사람들에게는 이 책에 실린 기억력 측정법을 활용하는 것으로 충분하다. 개인별로 뇌 노화 방지 프로그램을 어느 수준에서 시작해야 하는지도 이 측정법을 통해서 파악할 수 있다. 그리고 나서 추가 상담을 받을 필요가 있다고 생각되는 사람은 병원을 찾아봐야 할 것이다.

..

기억력이 떨어지고 있다고 믿습니까?

객관적인 기억력은 종이와 연필로 하는 기억력 검사를 얼마나 잘 해내느냐로 측정될 수 있다. 주관적 기억력이란 우리의 기억력 기능이 얼마나 원활한지에 대한 자신의 생각(주관적 인식)을 말한다.

기억력에 대한 주관적 평가와 객관적 평가는 모두 중요하다. 개인별로 어떤 수준의 훈련을 받아야 하는지 결정하기 위해서도 그렇고, 개인이 겪고 있는 기억력의 변화가 어떤 유형인지 이해하기 위해 그렇다.

. . .

오드리는 할아버지와 고모가 60세도 채 되기 전에 알츠하이머병으로 고생하는 것을 지켜봤다. 부모님은 젊은 시절에 자동차 사고로 돌아가셨지만, 그녀는 자신도 젊은 나이에 문제의 병에 걸릴까봐 노심초사하고 있었다.

그래서 40대 초반이 되자 이 분야의 전문가를 찾아 나섰다. 그녀는 시내에서 가장 유능한 신경과 의사에게 진찰받아야겠다고 생각했다. 그러고 나서 자신이 인터넷을 통해서 알게 된 심층적이고 포괄적인 검사를 모조리 받게 해달라고 의사를 졸라댔다.

의사가 보기에는 그런 검사가 필요하다고 판단할 만한 아무런 징후도 없었지만 그녀의 요구대로 지시를 내렸다. EEG와 MRI뿐 아니라 APOE 유전자 검사를 비롯한 다양한 검사에 이어 신경심리 검사까지 모두 받게 했다. 의사는 유럽 출장을 떠나면서 '돌아온 뒤에 결과가 나오면 알려주겠다'고 말했다. 출장에서 돌아와 출근한 첫날, 의사는 음성 메시지를 확인해보았다. 오드리의 메시지가 쏟아져 나왔다.

메시지 1 : 선생님, 오드리예요. 목요일 오후 3시까지는 사무실로 출근할 거라고 말씀하셨잖아요. 근데 지금이 금요일 오전 10시인데 아직도 안 계시네요. 간호사도 전화를 안 받아요. 아무도 없나 봐요. 전화 좀 해주세요.

메시지 2 : 오드리예요. 열쇠를 어디다 뒀는지 또 깜빡했어요. 선생님, 점점 상태가 나빠지고 있어요. 지금쯤은 제 검사 결과가 모두 선생님 손에 있겠지요. 제일 오래 걸리는 APOE 검사 결과도 지난 수요일 오후 4시까지는 나오기로 돼 있었으니까요. 제발 제게 전화 좀 해주세요.

메시지 3 : 오드리예요. 방금 주소록을 잃어버렸어요. 조금 전까지 가지고 있었는데 도무지 기억이 나지 않아요. 선생님 전화번호는 기억하고 있는 게 다행이에요. 그건 머리가 아니라 가슴에 기억돼 있나 봐요. 돌아오시면 곧바로 전화 좀 주세요.

의사는 오드리의 검사 결과를 검토했다. 알츠하이머병 징후는 전혀 없었다. 그 결과를 듣는 순간 오드리는 안도의 눈물을 흘렸다. 오드리가 근심에 사로잡혀 자신의 기억력을 낮게 평가한 것은 분명하다. 집안 내력이 있기 때문에 기억력이 조금만 나빠져도 '드디어 최악의 사태가 다가오는구나' 하고 믿었던 것이다.

의사는 오드리에게 말했다. "신경심리 검사 결과가 아니더라도 당신의 기억력에 아무 문제가 없다는 걸 알 수 있었지요. 음성 메시지만 들어봐도 객관적으로 기억력이 좋은데다 사소한 것까지 집중하고 있다는 것을 알 수 있거든요."

• • •

살다 보면 기억력이 예전 같지 않다는 것을 느끼기 마련이다. 이런 변화를 얼마나 심각하게 받아들이느냐와 기억력 저하를 남에게 호소하느냐는 사람과 상황에 따라 각각 다르다. 기억력 전문가들은 여기에 영향을 미치는 요소들을 발견했다. 우선 기분이 좋고 자신이 잘 지낸다고 생각하면 스스로의 건망증을 잘 인식하지도 못하고 하소연도 덜 한다. 이에 비해 우울하고 근심이 있는 사람은 기억력 문제를 더 심각하게 받아들이는 경향이 있다. 학력이 대졸 이상인 사람은 대졸 이하인 사람보다 스스로의 기억력을 좋게 평가하는 경향이 있다.

물론 나이가 들면 누구나 기억력 저하를 하소연할 가능성이 커진다. 어느 정도 나이가 들면, 자신의 기억력 문제를 화제로 삼거나 그에 관한 농담과 하소연을 하는 것은 또래끼리의 친밀감을 형성하는 사교 방법이기도 하다. 이는 젊은 부모들이 자식에 대해 하소연하거나 10대들이 자기 부모에 대해 서로 불평하면서 동질감을 느끼는 것과 같다.

전문가들은 사람들이 자신의 기억력 저하를 인지하는 정도를 측정하는 표준 설문지를 개발했다. 기억력 저하를 개인이 어느 정도 자각하느냐는 아주 많은 요소에 의해 좌우된다. 그러다 보니 주관적 인식을 제대로 측정할 수 있을까 하는 의문을 품는 사람들도 있다.

우리 연구팀은 이 검사법이 과연 객관적이고 생물학적인 변화를 반영하는지 철저히 연구하여 '그렇다'고 결론지었다. 우리는 세다 시나이 의료센터의 마이클 길류스키 박사팀이 개발한 자가진단 설문지를 이용하여 연구를 수행했다. 대상자의 나이는 중년이나 노년이고, 기억력이 떨어졌다고 가볍게 불평하는 사람들을 대상으로 설문지에 응답하게 했다.

그 결과 스스로의 기억력 저하를 더 많이 인식하고 있는 사람일수록 알츠하이머병과 관련된 APOE-4 유전자를 가지고 있을 가능성이 크다는 사실이 밝혀졌다. 유전자 문제가 있는 사람이나 스스로 기억력 저하를 심각하게 생각하는 사람일수록 세월이 흐르고 나면 실제로 기억력이 떨어진다는 사실도 밝혀졌다.

나와 대니얼 실버만 박사가 공동 조사한 최근 사례도 마찬가지다. 우리는 기억력 저하를 가볍게 불평하는 자원자들의 뇌를 PET 장치로 촬영했다. 그리고 기억력 문제를 주관적으로 얼마나 심각하게 느끼고 있는지도 평가했다. 조사 대상은 모두 나이가 같은 사람들이었다. 그로부터 2년 후에 이 사람들의 뇌를 또다시 PET로 촬영했다. 결과는 예상대로였다. 기억한 내용을 떠올리는 능력이 점점 떨어지고 있다는 주관적인 믿음을 가진 사람들의 뇌는 그렇지 않은 사람들과 달랐다. 해마 부위에 있는 기억력 센터의 활동이 뚜렷하게 저하되어 있었던 것이다.

주관적인 기억 능력 평가

기억력 저하를 얼마나 자각하고 있느냐를 알려면 측정 수단이 있어야 한다. 다음에 제시하는 주관적 기억력 설문은 우리 연구팀에서 사용하던 설문지의 수정판이다. 우선 자신의 기억력이 어느 정도라고 스스로 평가하느냐를 묻는 설문들이 나온다. 설문마다 1점부터 7점까지 매겨져 있다. 자신이 느끼는 정도에 해당하는 번호에 동그라미를 치면 된다. 설문의 측정 결과를 합산해서 당신의 현재 수준을 평가할 수 있다. 평가 결과는 앞으로 당신에게 맞는 기억력 프로그램을 결정하는 기준으로 활용된다.

설문지에서 동그라미를 친 숫자를 모두 더하라. 200점 이상이라면 주관적으로 인식하는 기억력 문제는 최소 수준이라는 뜻이다. 이런 사람들은 3장의 기본 기억력 훈련을 재빨리 마치고 6장의 고급 기억력 훈련으로 곧장 넘어가도 좋다. 점수가 100점에서 200점 사이라면 기억력에 문제가 조금 있다고 느끼고 있는 것이다. 이런 경우라면 3장의 기본 훈련에 좀더 시간을 들인 뒤에 6장의 고급 훈련으로 가는 것이 좋다. 100점 이하라면 상당히 심각하게 기억력 저하 문제를 느끼고 있는 상태다. 아마 기억력 훈련 자체가 버겁다고 느낄 것이다. 이런 사람들은 다음 장의 연습문제를 천천히 풀어보는 것이 좋다. 그리고 의사와 상담해보길 권한다.

주관적 기억력 설문

자신의 전체적인 기억력이 어떻다고 평가하는가?

	나쁘다		좋다			뛰어나다	
	1	2	3	4	5	6	7

아래의 항목들은 당신에게 얼마나 자주 문제가 되는가?

	항상		가끔			전혀	
이름	1	2	3	4	5	6	7
얼굴	1	2	3	4	5	6	7
약속	1	2	3	4	5	6	7
열쇠나 안경 등 물건의 위치	1	2	3	4	5	6	7
집안의 허드렛일	1	2	3	4	5	6	7
장소에 대한 방향 감각	1	2	3	4	5	6	7
방금 확인한 전화번호	1	2	3	4	5	6	7
자주 사용하는 전화번호	1	2	3	4	5	6	7
사람들이 내게 얘기한 내용들	1	2	3	4	5	6	7
안부 편지를 주고받기	1	2	3	4	5	6	7
생일 등 개인적 약속	1	2	3	4	5	6	7
단어	1	2	3	4	5	6	7
가게에 가서 뭘 사려 했는지 잊는 것	1	2	3	4	5	6	7
시험 보기	1	2	3	4	5	6	7
일을 시작해놓고 무슨 일을 하고 있었는지 잊는 것	1	2	3	4	5	6	7
대화 중에 생각의 끈을 놓치는 것	1	2	3	4	5	6	7
대중 연설 중에 생각의 끈을 놓치는 것	1	2	3	4	5	6	7
누구에게 무슨 말을 했는지 기억하기	1	2	3	4	5	6	7

소설을 볼 때, 앞에서 읽은 내용을 기억하는 데 얼마나 자주 곤란을 겪는가?

	항상		가끔			전혀	
책을 다 읽고 난 뒤에 제1장	1	2	3	4	5	6	7
지금 읽고 있는 쪽 바로 앞의 3~4쪽	1	2	3	4	5	6	7
읽고 있는 쪽의 바로 앞 쪽	1	2	3	4	5	6	7
지금 읽고 있는 문단의 바로 앞 문단	1	2	3	4	5	6	7
지금 읽고 있는 문장의 바로 앞 문장	1	2	3	4	5	6	7

지난 일을 어느 정도까지 기억하는가?

	별로		꽤			잘	
지난 달	1	2	3	4	5	6	7
6개월 ~ 1년 전	1	2	3	4	5	6	7
1년 ~ 5년 전	1	2	3	4	5	6	7
6년 ~ 10년 전	1	2	3	4	5	6	7

잡지나 신문 기사에서 이미 읽은 내용을 기억하는 데 얼마나 자주 곤란을 겪는가?

	항상		가끔			전혀	
기사를 다 읽고 난 뒤에 맨 첫 문단	1	2	3	4	5	6	7
지금 읽고 있는 문단의 바로 앞 3~4개 문단	1	2	3	4	5	6	7
지금 읽고 있는 문단의 바로 앞 문단	1	2	3	4	5	6	7
지금 읽고 있는 문장 바로 앞의 3~4개 문장	1	2	3	4	5	6	7
지금 읽고 있는 문장의 바로 앞 문장	1	2	3	4	5	6	7

객관적인 기억 능력 평가

객관적 기억력 테스트란 현재의 학습 능력과 기억 능력을 검사하는 것을 말한다. 전통적인 검사법은 포괄적인 신경심리 검사인데 받는 데 몇 시간 씩 걸릴 수도 있다. 그리고 고도로 훈련된 전문가가 있어야 필요한 검사의 종류를 결정하고, 검사 결과를 채점하고 분석할 수 있다.

다음에 제시하는 간편한 자가진단법은 내가 개발한 것이다. 원래 광범위한 검사법인데 간단하게 줄여서 우리 연구팀이 연구와 응용 목적으로 사용 중이다. 이 방법은 단어를 암기하게 하고, 나중에 이를 다시 떠올리는 데 중점을 두고 있다. 실제로 회상(자신의 기억 창고에서 필요한 정보를 다시 불러오는 능력)이야말로 대부분의 사람들이 가장 큰 관심을 갖고 있는 분야다.

객관적 기억력 검사는 앞서의 주관적 기억력 검사를 보완한다. 두 검사를 종합해서 보면, 어떤 수준에서 어디에 초점을 맞춰서 기억력 훈련을 시작해야 할지 확실하게 감을 잡을 수 있다. 어떤 사람에게는 문제가 너무 어렵고 또 어떤 사람에게는 너무 쉬울 수도 있다. 그래도 실망할 필요는 없다. 이는 오직 검사 대상의 기억력 폭을 아주 넓게 잡았기 때문에 생기는 일이다.

사실 이 질문들을 처음 볼 때는 어렵게 생각될 것이다. 이것은 곧 이어 기억력 훈련을 하고 나면 자신이 달라진 것을 금방 느낄 수 있도록 의도적으로 어려운 문제를 선택한 것이다. 3장을 읽고 나면 점수가 지금보다 훨씬 올라갈 것이다.

시간제한이 있는 문제니까 시작하기 전에 초시계나 부엌에서 쓰는 타이머를 갖다 놓아라. 문제는 간단하다. 10개의 단어를 1분 동안 암기하고 20분 뒤에 떠올려보는 것이다. 타이머를 1분에 맞추고 평가 문제 1번을 시작하라.

1분이 지나면, 이 책을 치워버리고 타이머를 20분에 맞춰라. 그동안 신문을 읽거나 십자말풀이를 하면서 쉬어라. 핵심은 방금 외운 단어들에 대해 관심을 끊는 데 있다. 20분이 되면, 문제의 단어를 생각나는 대로 종이에 써보라. 기억해낸 단어의 숫자가 바로 점수다.

8점 이상이라면 3장의 기억력 훈련은 매우 쉬울 것이고 6장의 고급 훈련으로 빨리 넘어갈 수 있다. 8점 이하라면 3장에서 시간을 들인 후에 넘어가는 것이 좋다. 혹시 4점 이하가 나왔다고 해도 당황할 필요는 없다. 애초부터 어려워하는 사람이 많도록 설계한 문제니까. 3장에서 훈련을 한 뒤 재검사 때 점수가 얼마나 올랐는지 확인해보라. 객관적인 기억력 점수가 올라갔으면 기억 기술을 계속 익히면 된다. 훈련을 받아도 점수가 올라가지 않는다면, 의사나 전문가를 찾아가 광범위한 기억력 검사를 받아보는 것이 좋다.

나이와 교육을 포함한 많은 요소가 객관적인 기억력 점수에 영향을 미칠 수 있다. 일반적으로 젊을수록, 교육을 많이 받을수록 점수가 높다. 그러나 검사 결과를 두뇌의 건강에 대한 최종 판결로 받아들일 필요는 없다. 그보다는 앞으로 나아가는 데 사용할 지표나 지침 정도로 생각하면 된다.

1_ 다음 단어들을 1분간 외우시오.
- 판자
- 은행가
- 소스
- 우산
- 배
- 파충류
- 가재
- 교향악단
- 이마
- 배심원

역설적이지만 사람들이 기억력이 떨어졌다고 하소연하는 이유는 자신의 기억력에 대해 근심과 불안이 생겼기 때문이다. 집안 내력에 알츠하이머병이 있는 사람들은 기억력이 조금만 나빠져도 초조해진다. 사실 그런 걱정 때문에 객관적인 기억력이 더 떨어질 수

있다.

주관적인 기억력 검사에서는 스스로 기억력에 문제가 많다고 느끼는 것으로 나왔지만 객관적 기억력 검사에서 높은 점수를 얻은 경우가 있다. 이런 경우는 기억력이 아니라 스트레스와 근심이 문제다. 이런 사람은 기억력 훈련(3장)보다 스트레스 줄이기(4장)를 먼저 하는 것이 좋다.

기억력의 주관적 검사와 객관적 검사를 해석하는 방법

기억력 점수		프로그램
주관적	객관적	
높은	낮음	3장에서 6장으로 빨리 넘어가라
낮음	낮음	시간 여유를 가지고 기본 훈련에 집중한 뒤에 기억력 검사를 다시 하라. 그래도 효과가 없다면 의사와 상담하라.
낮음	높음	3장의 기본 기억력 훈련보다 4장의 스트레스 줄이기를 먼저 하라. 그 뒤에 검사를 다시 하라. 검사 점수가 높아지지 않으면 전문가와 상담하라.

위의 표에는 어느 수준의 기억력 프로그램을 시작하는 것이 좋은지 결정하는 데 필요한 정보를 요약해놓았다. 자신의 주관적 기억력과 객관적 기억력 점수를 모두 알았다면 다음 도표에 표시하

라. 3장의 기억력 훈련을 마치고 나면, 객관적 기억력 검사를 다시 받게 될 것이다. 스스로 얼마나 개선되었는지 알고 싶으면 아래 도표로 돌아와서 점수를 기록하라. 기본적인 기억술 중에서 불과 몇 개를 배운 결과로 점수가 높아졌다는 사실을 자축하게 될 것이다. 이 책을 끝까지 읽고 나면 주관적 기억력 검사와 객관적 기억력 검사를 또다시 해보라. 기억력 훈련 기술을 계속 배우고 익힌 뒤에 두뇌 에어로빅, 스트레스 줄이기, 고급 기억력 훈련을 시작하면 주관적 기억력과 객관적 기억력이 꾸준히 향상되는 것을 느낄 수 있을 것이다.

	0	45	90	135	180	225
			주관적인 기억력 점수			
첫 검사						
10장 공부 이후						

	0	2	4	6	8	10
			객관적인 기억력 점수			
첫 검사						
10장 공부 이후						

3장

기억력을 높이는
3단계 훈련법

마치 사진을 찍은 것과 같은 기억력을 가진 사람을 본 적이 있을 것이다. 쌓여 있는 카드를 어렵지 않게 순서대로 외우는가 하면 줄지어 나오는 수많은 단어나 숫자를 술술 외우는 사람 말이다. 하지만 사진기 같은 기억력은 존재하지 않는다. 그들은 사실 기억술이 뛰어난 사람일 뿐이다. 기억술이란 분류 체계, 즉 두뇌의 서류함에 지나지 않는다. 새로운 정보를 배우고 기억해내는 능력은 기존 지식과 관심이 어느 정도인지에 따라 달라진다.

좋아하는 팀의 역대 성적을 쉽게 기억해 내는 10대들을 보자. 이런 청소년은 많다. 하지만 이들도 지난 학기 역사 시간에 배운 핵심적 사건이 일어난 날짜는 대개 기억하지 못한다. 우리의 기억력 체계는 새로운 정보가 우리 자신에게 의미가 있을 때 가장 효율적으로 움직인다. 체스 챔피언들에게 체스 말의 배치를 외우도록 한 실험이 대표적인 예다. 체스 말이 실제 체스 경기 중인 것처럼 배치돼 있으면 배치를 쉽게 외웠다. 하지만 말을 아무 자리에나 무작위로 놓아두었을 때는 외우는 능력을 전혀 발휘하지 못했다. 기억 능력에 결정적인 차이를 가져온 것은 '말의 배치에 의미가 있느냐 없느냐'였다.

의미가 있으면 머릿속에 물리적으로 배선을 해놓은 것처럼 견고하게 외워둘 수 있다. 의미가 있는 단어들에 집중하고 있을 때와 무의미하게 배열된 철자들에 집중할 때를 비교해보면 뇌의 MRI 영상이 다르다.

전자의 경우에는 뇌 전두엽과 측두엽의 특정 부위가 활발하게 활동하는 것으로 나타났다. 그런 활동이 활발할수록 나중에 단어들을 기억할 가능성이 컸다. 뛰어난 기억력은 타고나는 것이 아니라 만들어지는 것이다.

여기에 제시하는 기억술의 세 가지 요소인 '보기, 찰칵, 결합'을 터득하면, 앞으로의 기억력 훈련을 위한 확고한 기초를 다지게 된다. 다른 테크닉은 제쳐두고 이 세 요소만 배우더라도 당신의 기억력은 나아질 것이다. 이제부터 기억력 훈련을 할 때는 별도의 공책을 이용하면 좋다. 그래야 자신의 상태가 나아지고 있음을 확인하고 연습 과정도 파악할 수 있다.

보기 : 대상을 적극적으로 관찰하라

나의 대학 친구 중에는 뛰어난 수학자이면서 재능 있는 작가이자 바이올린 연주자인 사람이 있었다. 그 친구는 의대 교양 수업에서 항상 선두를 달렸다. 재주도 좋고 지적인 능력도 뛰어난 친구였지만 중대한 약점이 하나 있었다. 자신이 만난 사람들의 이름을 기억하지 못하고 그 이름과 얼굴을 연결시키지 못하는 것이었다. 그 친구는 결국 자신이 겪고 있는 문제의 원인을 알아냈다. 애초에 이름을 진짜로 머릿속에 집어넣은 적이 없는 것이 원인이었다. 뇌 구조에 특별한 결함이 있었던 것이 아니라 명함을 자세히 들여다보지도 않았고, 상대방이 이름을 소개할 때 관심 있게 듣지도 않았던 것이다.

효율적인 기억을 가로막는 가장 대표적인 장애는 무관심이다! 다시 말해서 새로운 정보가 제시되는 상황에 관심을 기울이지 않는 것이다. 오늘 아침에 남편이나 아내가 출근하면서 무슨 복장을 하고 있었는지 기억해보라. 무슨 넥타이, 무슨 블라우스였나? 아들이 입었던 티셔츠 색깔은? 이처럼 사소해 보이는 정보에 의도적으로 관심을 가져라. 적극적으로 관찰하라는 말이다. 당신의 뇌가 세부 사항에 관심을 갖도록 훈련시키는 첫 단계가 바로 이것이다.

적극적으로 관찰해야만 새로운 얼굴이나 사건, 대화의 세부 사항과 의미를 파악할 수 있다. 외우고 다시 떠올리는 데는 이 방법이 지름길이다. 관심이 별로 없으면 대개는 기억도 하지 못하기 마련이다.

모르는 사람을 소개받았을 때, 이름을 듣고는 몇 초 지나지 않아 바로 잊어버리는 사람들이 많다. 이런 경우는 소개를 받는 동안 의례적으로 이런저런 반응을 할 뿐 관심을 기울이지 않았던 것이다.

그래서 새로운 정보(이름)를 습득하기 어려운 것이다.

이런 문제에 대한 해결책의 핵심은 여유를 가지는 것이다. 그것으로 충분하다. 상대방의 말에 주의를 기울이고 기억해두어야 할 내용인지 아닌지 판단하는 것이다. 박식하기로 유명한 영국 작가 새뮤얼 존슨이 간명하게 표현한 그대로다. '기억하는 기술은 주의를 기울이는 기술일 뿐이다.'

적극적 관찰 : 연습문제

1_ 앞으로 낯선 장소로 가는 차에 타게 되면 자신이 운전석에 앉아 있다고 상상하라. 미리 방향을 확인하고 도로 표지판과 주요 교차로와 이정표에 주의를 기울여라. 스스로 운전해서 그 장소를 찾아가는 과정을 나중에 마음속으로 떠올려보자.

2_ 영화 상영이 시작되기 전에 특정한 세부 장면까지 기억하겠다고 처음부터 의식적으로 결심하라. 남자 주인공의 헤어스타일, 기억할 만한 실내 장면의 가구, 조연의 이름 등에 관심을 갖는 것이다. 집에 돌아가면 영화의 세부 사항을 가능한 한 많이 적어보라. 그 다음날은 전날 쓴 것에 추가할 세부 사항을 다시 떠올려보라.

3_ 직장에서 동료들의 복장이나 외모의 세부 사항에 주의를 기울여라. 첫 번째 줄에는 이름을 쓰고 두 번째 줄에는 세부 사항들을 적어보라. 퇴근 무렵에 두 번째 줄에 쓴 것을 가린 뒤 첫째 줄의 이름들만 보고 세부 사항을 떠올려보라.

4_ 오늘 아침에 당신이 집을 나서기 전에 가족 한 사람 한 사람이 입고 있었던 의상 중에서 특정 부분을 지금 이 자리에서 떠올려보라. 내일 아침에는 가족 복장의 세부 사항을 의식적으로 관찰하라. 그리고 오후에 그걸 떠올리는 연습을 다시 해보라.

여기에 대한 좋은 예가 길을 찾아가는 기억력이다. 스스로 차를 몰아 도로 표지판을 따라서 모르는 장소를 찾아갔다면 며칠이나 몇 주일 후에도 그 길을 기억해낼 수 있을 것이다. 하지만 처음 찾아갈 때 당신이 승객에 불과했다면 다음번에 혼자 찾아갈 때는 길을 잃기 십상이다. 적극적인 관찰의 목표는 당신을 정신적으로 '운전석'에 앉히는 데 있다.

우리가 기억하고 싶은 대상과 접촉하는 최초의 통로는 시각인 경우가 대부분이다. 따라서 보는 것이야말로 기억술의 첫 번째 요소다. 그 다음은 청각이다. 기억해두기 위해서 해당 정보를 입으로 중얼거리면 우리의 귀가 그것을 듣게 된다. 직접 냄새를 맡은 경우에 가장 생생한 기억이 떠오른다는 사람도 많다. 만져서 질감과 온도를 느껴보는 것도 관찰력을 집중시키는 좋은 방법이다.

기본적인 기억술의 3단계 중 첫 번째로 제시한 '보기'란 시각, 청각, 촉각, 미각, 후각의 오감을 모두 지칭하는 약어로 보면 된다.

찰칵 : 마음속으로 사진을 찍어라

여러분의 아내나 남편이 출근 전에 입었던 복장으로 되돌아가 보자. 붉은 블라우스, 검은 바지와 구두, 가죽 재킷……. 여러분의 머릿속에서 이런 이미지들이 떠오르고 있다면 기본 기억술의 두 번째 항목인 '찰칵'을 개발하고 있는 셈이다. 여기서 핵심은 기억해야 할 정보를 마음속의 영상으로 만드는 것이다. 다시 떠올릴 때는 그 영상의 내용을 서술하면 된다. 생생하고 기억할 만한 이미지를 만들어내면 장기 기억으로 저장할 수 있다.

영상은 실제일 수도 있고 상상일 수도 있다. 실제 이미지를 저장하려면 적극적인 관찰이 필수적이다. 대상에 정신을 집중하고, 관찰한 내용을 의식적으로 머릿속에서 이미지로 만들어야 한다. 상상 속의 이미지란 마음속에서 꾸며낸 이미지를 말한다. 예전의 기억 속에 있던 것을 조합할 수도 있고 아예 새롭게 상상의 나래를 펼 수도 있다. 상상한 이미지 역시 마음의 영상으로 저장할 수 있다. 실제 이미지를 마음속에서 변형하여 왜곡시킨 것도 상상 속의 이미지가 된다.

일상생활에서 우리는 누구나 실제 영상을 이용하면서 산다. 숨겨져 있거나 잃어버린 물건을 찾으려 할 때 우리는 본능적으로 그 물건의 모양을 머릿속에서 떠올린다. 이 같은 영상 탐색법을 사용하는 능력은 원시 시대로부터 진화해온 것이다. 머릿속에서 사냥감의 모습을 그림으로 떠올리면서 그에 맞는 모습을 찾아나서면, 사냥꾼을 피해가려는 동물들을 찾아내기가 더 쉬웠을 것이기 때문이다.

우리가 영상 탐색법으로 바구니 속에 가려진 흙 묻은 농구공을 찾아내는 것도 같은 이치다. 나 역시 마찬가지다. 나의 서재에 있는 책꽂이에는 책들이 뒤죽박죽으로 꽂히거나 쌓여 있지만 내가 원하는 학술 서적은 어렵지 않게 찾아낸다. 머릿속의 이미지(푸른색의 두꺼운 책인데 표지에 하얀 줄 두 개와 꽃무늬 같은 동그라미 문양이 있다)를 이용하는 것이다.

이런 영상 탐색법으로 다음의 책꽂이 그림을 보면 특정한 책이 두드러지게 눈에 띄게 된다. 어린이들은 자연스럽게 상상의 나래를 편다. 마음속에 환상의 세계를 만들어내는 능력은 나이가 들면서 점점 사라진다. 성인이 되면 환상을 만들어내는 자연스러운 능력은 논리적이고 실질적인 생각에 자리를 내주게 된다. 어린아이 시절의 기묘한 상상력을 어른이 되어서도 그대로 갖고 있다면 정상이 아닌 사람 취급을 받을 수도 있다. 하지만 지금 우리에게는 어린 시절의 상상력을 되살릴 필요가 있다. 기억하고 다시 떠올리는 데 도움이 되기 때문이다.

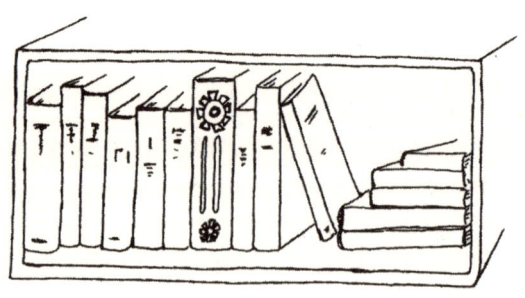

'찰칵' 이미지는 밝고 선명하며 원색일수록 기억에 잘 남는다. 또한 평면보다 입체가, 가만히 있는 것보다 움직이는 것이, 대충 윤곽만 있는 것보다는 세부 사항이 자세할수록 기억하기 좋다. 즉 이미지의 세부 사항이 구체적일수록 나중에 다시 떠올리기가 쉽다. 세부 사항에 주목하는 행위 자체가 주의를 더 기울이게 하고, 이미지에 포함된 정보를 더 많이 알게 한다.

다음 그림의 샌드위치가 그 예다. 세부 사항이 자세한 그림 쪽이 기억하기에 더 쉽다. 이미지를 왜곡하거나 과장하는 것도 한 방법이다. 그러면 이미지가 그것만의 의미를 갖게 되고 결과적으로 기억하거나 떠올리기도 훨씬 쉬워진다.

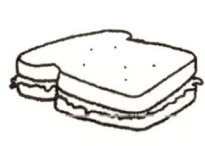
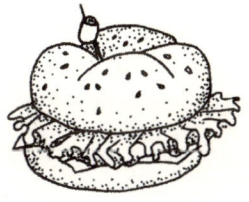

새로운 정보를 이미지화할 때는 생생하고 창의석일수록 기억에 오래 남는다는 것을 알아두자. 이미지는 상상 속에서 만드는 것이니까 얼마든지 특이하고 생동감 넘치며 감각적으로 만들 수 있다. 그럴수록 기억하기 쉽다.

이제 연습을 해보자. 할로윈 파티에 쓸 호박을 딸에게 사다주어야 한다고 가정하자. 이를 개인적인 이미지로 만들어보자. 딸은 파티에 갈 때 진주 목걸이를 목에 걸고 가고 싶어 한다. 그러니까 다음 그림처럼 진주 목걸이를 걸고 있는 호박을 상상하는 것이 요령이다. 물론 다른 방법도 있다. 기억해야 할 내용, 여기서는 '호박'을 마음속에서 글씨로 쓰는 방법도 있다. 하지만 대개는 개인적이고 감정적인 의미를 가진 상징적인 이미지가 더 효과적이다.

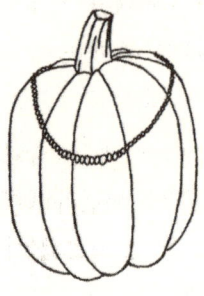

예컨대 차를 3B 구역에 주차해놓은 경우 마음속에서 '3B'의 입체 이미지로 찰칵 영상을 만들 수도 있다.

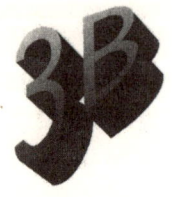

하지만 내 경우라면 3마리의 벌(영어로 벌은 Bee이므로 앞글자 B를 따왔다)이 자동차 위에 날고 있는 모습을 '찰칵' 영상으로 만들면 효과적이다. 나는 개인적으로 벌을 싫어한다. 따라서 거대한 벌 세 마리가 위에서 윙윙거리고 있는 차로 다가가는 게 불쾌할 것이다. 불쾌감이라는 감정적 요소까지 들어 있는 찰칵 영상을 만들어두면 훨씬 더 기억하기 쉽다.

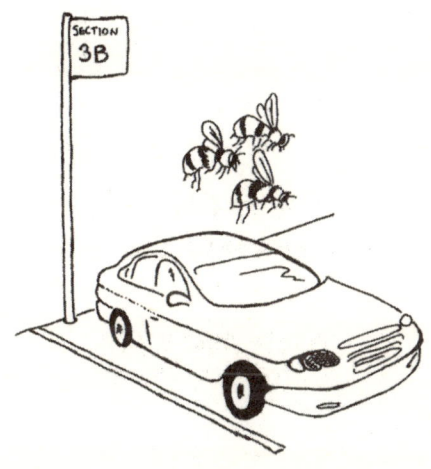

사람에 따라서는 커다란 흡혈박쥐(영어로 박쥐는 Bat이므로 앞글자 B를 따왔다) 세 마리가 뒷좌석에 숨어 있는 장면이 더 기억하기 쉬울 수도 있다. 다음 연습문제를 통해 찰칵 영상을 만드는 기법을 알아보자.

찰칵 영상 : 연습문제

1_ 편안한 의자에 앉아서 눈을 감는다. 가장 먼저 생각나는 것이 있을 것이다. 물건, 상황, 사람, 동물 모두 좋다. 그 세부 사항을 자세하게 떠올려보라. 시각적으로는 어떤지, 감정적으로 어떤 느낌이 드는지를 포함해도 좋다.

2_ 다음 단어에 대해서 생생하고 상세한 천연색 이미지를 만들어보라(예컨대 그냥 '장미'가 아니라 줄기에 가시가 있고 무당벌레가 앉아 있으며 꽃잎에는 이슬이 맺혀 있는 밝은 노란색 장미를 그려보는 식이다).
· 동물
· 부엌의 조리 기구
· 연장

3_ 아래 적은 것들을 상상하되 어떤 식으로든 조금 이상하게 변형시켜라(예컨대 가발을 쓰고 있는 자동차, 멜빵을 하고 있는 뱀).
· 탁자
· 육상 경기장
· 청진기
· 비행기

4_ 아래의 영상을 머릿속에서 떠올리고 각각의 세부 사항 3가지를 적어보라.
· 쇼핑몰
· 세차
· 축구장
· 교회

결합 : 찰칵 영상들을 연결하라

찰칵 영상을 결합하는 기술은 모든 기억술의 기본 요소다. 결합이란 나중에 두 가지의 찰칵 영상을 연결해서 떠올릴 수 있도록 서로 관련짓는 과정을 말한다. 결합 기술을 익히면 사람들의 생일이나 부하 직원의 배우자 이름 등을 쉽게 기억할 수 있다. 또한 얼굴은 아는데 이름은 기억나지 않는다든지 이름은 아는데 얼굴이 떠오르지 않는 일이 다시는 일어나지 않게 된다(6장 참조).

두 가지의 영상을 결합하는 방법은 간단하다. 양자를 모두 포함하는 새로운 영상을 만들어내면 된다. 결합은 매우 효과적인 기억 도구이다. 결합 기술에는 다음과 같은 것들이 있다.

- 하나의 이미지 위에 다른 이미지를 올려놓는다.
- 하나가 다른 것 주위에서 춤추거나 빙빙 돌게 한다.
- 양자를 충돌시키거나 서로 관통하게 한다.
- 양자를 이어 붙인다.
- 하나로 다른 것을 감싼다.

다음 그림은 나무와 헬기를 이용해 찰칵 영상을 결합하는 두 가지 방법을 보여준다. 어떤 사람은 나무 위에서 헬기가 날고 있는 영상이 먼저 떠오를지도 모른다(왼쪽 그림). 하지만 분명 헬기의 날개가 나뭇가지로 변해 있는 오른쪽 영상이 기억에 훨씬 더 뚜렷하게 남을 것이다.

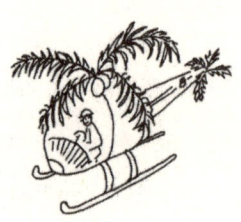

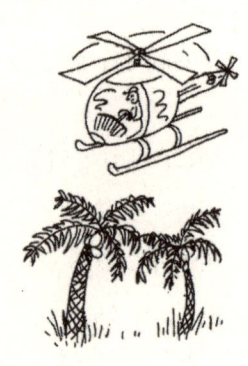

다음 연습문제를 좀더 풀어보자.

결합 연습문제

1_ 아래에 단어를 두 개씩 짝지어 놓았다. 두 단어를 모두 포함하는 상황이나 활동을 상상해보라. 되도록 합리적이고 논리적인 상황을 꾸며야 한다.
· 전화–바구니
· 클립–박제된 동물
· 사과–경찰관
· 청진기–축구

2_ 이번에는 위의 단어들을 비논리적이고 괴상한 상황으로 연결시켜보라.

결합은 이미지를 연결하는 가장 기본적인 방법이다. 이미지 연결은 기억해야 할 사항들에 순서를 부여함으로써 이미지들을 연쇄적으로 떠올리게 해준다. 첫 번째 이미지가 두 번째를, 두 번째가 세 번째를 떠올리게 하는 식으로 이어지는 것이다. 여러 항목이 들어 있는 리스트를 이미지 연결법으로 외울 경우에 주의 사항이 있다. 첫 번째 이미지는 리스트를 만든 이유나 목적을 떠올리는 데 도움이 되도록 만들어야 한다.

이미지 연결법은 처리해야 할 과제는 많은데 과제 사이에 서로 관련이 없는 경우에 유용하다. 상당히 긴 리스트를 외워야 할 상황이라면 찰칵 영상을 연속적으로 결합해서 하나의 이야기를 만들면 된다. 정보를 기억해내는 단서는 이야기의 흐름과 그에 따른 영상이 제공해준다.

연결 기억법의 약점은 하나의 연결 고리라도 잊어버리면 그 이후의 내용을 몽땅 놓치게 된다는 점이다. 하지만 이야기를 만들어두면 여기에 대비할 수 있다. 이야기에는 맥락과 흐름이 있기 때문에 중간의 연결 고리를 하나 잊어버리더라도 나머지 항목의 대부분을 기억해낼 수 있게 된다.

다음의 리스트는 하나의 이야기로 엮을 수 있는 한 예다.

계란을 산다.

- 조카에게 전화를 한다.
- 쓰레기를 버린다.
- 이웃집 개에게 먹이를 준다.
- 현금 지급기에서 돈을 찾는다.

생각들을 연결시키려면 각각의 일을 대표하는 이미지를 하나씩 골라야 한다.

- 계란
- 사과(사과는 조카의 별명이다)
- 쓰레기통
- 개
- 만 원짜리 지폐

그런데 이런 일들은 모두 퇴근 후에야 시작할 있다고 하자. 그렇다면 퇴근을 이미지 연결의 출발점으로 삼아야 한다. 기억을 잘 하려면 위의 이미지에 세부 사항을 상세하게 보태는 것이 좋다. 다음은 이미지를 연결하는 순서를 만들어본 것이다.

- 퇴근해서 집으로 차를 몰고 가다가 길 가운데에 커다란 계란

이 놓여 있는 것을 본다.

· 계란이 차도를 굴러가는데 갑자기 사과와 부딪혀 산산조각이 난다.

· 지저분한 잔해를 주워 담아서 쓰레기통에 넣는다.

· 쓰레기통 뚜껑을 덮자 이웃집 개가 와서 쓰레기통에 호기심을 갖고 킁킁거린다.

· 개가 입에 만 원짜리 지폐 다발을 문 채 뒷발로 일어서서 쓰레기통을 쳐다본다.

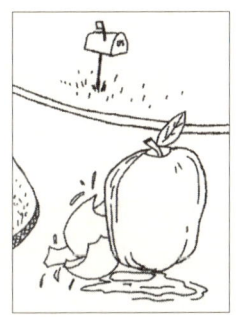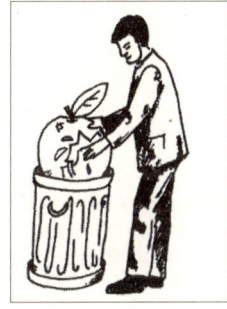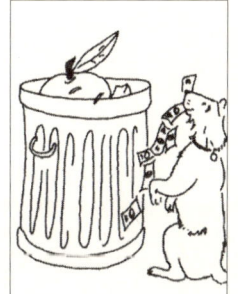

연결 기억법의 한 가지 한계는 찰칵 이미지들에서 원래 기억해야 할 정보를 곧바로 떠올리지 못할 수가 있다는 점이다. 예컨대 '사과가 도대체 뭐였지? 사과파이 만들 재료를 산다는 것이었던가?'와 같은 상황이 될 수 있다. 조카에게 전화해야 한다는 항목은 사과가 전화 통화를 하고 있는 이미지로 바꾸는 것이 기억하기에 더 좋을 것이다.

생각과 이미지, 이미지와 이미지를 연결하는 가장 효과적인 방법은 거기서 가장 먼저 연상되는 것으로부터 시작하는 것이다. 정신 분석학자들은 환자에게 강한 감정이 담겨 있는 경험을 드러내도록 하기 위해 자유 연상법을 사용한다. 이와 마찬가지로 어떤 생각에서 가장 먼저 떠오르는 연상이 결국 기억하기 가장 좋은 이미지인 경우가 많다. 가장 생생할 뿐 아니라 개인적으로도 가장 의미가 깊거나 강한 감정이 담겨 있기 때문이다.

결합법을 응용하는 두 번째 방법은 정보의 첫 글자를 따서 만든 약어를 이용하는 것이다. 약어법을 쓰려면 우선 기억해야 할 항목들을 한 단어씩으로 표시해야 한다. 그 다음에 단어들의 첫 글자만을 모아서 별도의 단어를 한 개 만들면 된다.

예컨대 신문, 발수건, 세제, 수세미가 리스트라고 하자. 여기서 첫 글자는 '신 · 발 · 세 · 수'가 된다. 이 네 글자를 기억할 수 있는 단어를 만드는 것이 요령이다. 예컨대 '신발' '세수'로 배열을 하면 '신발을 빨고 나서 세수를 한다'가 될 수 있다.

보기, 찰칵, 결합의 세 가지 기법은 업무나 이벤트를 포함한 어떤 종류의 리스트라도 쉽게 기억할 수 있도록 도와준다. 물론 연습하면 할수록 더 자연스럽게 응용할 수 있다. 이들 기법은 6장에 나오는 고급 기억력 훈련의 기초가 된다. 그에 앞서 다음 연습문제를 통해 3장에서 이제껏 배운 내용을 얼마나 익혔나 확인해보자.

• •
객관적 기억력 재검사

보기, 찰칵, 결합을 읽고 연습해본 독자는 이미 기억력이 향상되었다. 이번의 기억력 검사는 2장의 끝 부분에서 나온 객관적 기억력 테스트를 변형한 것이다. 외우고 이를 다시 떠올리는 기술이 얼마나 늘었는지 알아보기 위해 새로운 단어들을 추가했다. 초시계나 부엌의 타이머를 꺼내서 1분에 맞춘 뒤에 평가 문제 2번을 읽고 암기해보라.

1분이 되거든 이 책을 밀쳐놓고 타이머를 20분 후로 맞춰놓고 그동안 다른 일을 하라. 20분이 지나면 공책을 펼쳐서 위의 단어를 기억나는 대로 써보라. 앞서 2장의 테스트보다 얼마나 많이 기억했는지를 비교해보면 벌써 기억력이 향상되었을 것이다.

연습문제

1_ 다음 항목을 연결할 이야기를 구상하시오.
헬리콥터, 영화관, 도서관, 보트, 할머니, 커피 잔.
6번 문제까지 모두 푼 다음에 위의 이야기를 가지고 원래 항목들을 기억해 낼
수 있는지 확인해보시오.

2_ 아래의 단어들을 연결하는 하나의 이미지를 만들어보시오.
· 줄—곰—인형—장미꽃
· 촛불—감자—오토바이
· 기타—카우보이—비행기
· 사과—낙하산—마라톤 선수

3_ 내일 해야 할 일 5가지를 적어보시오.

4_ 위에서 적은 리스트를 연결 기억법으로 떠올려보시오.

5_ 3번의 리스트를 이야기 줄거리 기법으로 떠올려 시오.

6_ 다음 항목의 첫 글자를 가지고 한 단어나 짧은 문장을 만들어보시오.
· 코끼리
· 담요
· 집
· 사과
· 버스

평가 문제 2

1_ 다음 단어들을 1분 이내에 외워 보시오.
· 잉크   · 양떼
· 스프레이   · 가수
· 화산   · 왕
· 도시락   · 먼지
· 잔디밭   · 미술관

4장

스트레스를 최소화하라

우리 주변에는 삶의 질을 높이고 스트레스를 줄이기 위해 개발된 첨단 기계들이 많이 있다. 컴퓨터, 이메일, 휴대전화, MP3 플레이어 등이 그런 예다. 하지만 대부분의 사람들에게는 이 모든 첨단 장비가 스트레스를 줄여주는 것이 아니라 오히려 더욱 늘리는 것처럼 보인다. 신기술이 효율을 높여주었기 때문에 해야 할 일과 책임도 그 만큼 늘어났기 때문이다. 가정에서나 직장에서나 더 많은 요구를 받게 된 것이다. '시간이 돈이다. 노력은 더 적게, 성과는 더 크게.'

스트레스를 많이 받고 살면 혈압이나 콜레스테롤 수치가 나빠질 뿐 아니라 두뇌의 건강을 해치고 기억력도 떨어진다. '이번 주는 회사 일 때문에 아주 힘들었다, 애들이 싸우는 소리 때문에 거의 돌아 버릴 것 같다, 그놈의 인테리어 업자가 부엌을 리모델링한다더니 엉망으로 만들어놓았다, 전에는 별 쓸데없는 사소한 데까지 병적으로 기억력이 좋았는데 요즘은 기억력이 점점 나빠지고 있다.'

이런 일들을 겪으면 몸에 해로울 뿐 아니라 스트레스 호르몬이 분비돼 뇌도 빨리 늙어버린다. 그렇다고 아이들을 기숙사가 있는 학교에 보내버리거나 인테리어 업자에게 주먹질을 할 수는 없다. 그럼 어떻게 스트레스를 줄일 수 있을까? 스트레스와 걱정을 줄이고 없애는 일이 불가능한 것만은 아니다. 사실 그런 방법은 많다. 요가, 조깅, 명상, 등산, 기도, 취미생활 등 선택할 수 있는 것들이 많다.

무엇이 스트레스를 유발하는가?

스트레스 반응을 일으키는 것은 외부의 사건일 수도 있고 내부의 심리적 문제일 수도 있다. 물리적인 환경 요인으로는 소음, 밝은 빛, 열기, 좁은 공간 등이 꼽힌다. 때와 장소, 그 강도에 따라 이 모두가 스트레스를 유발할 수 있다.

사람이나 사회적 상황도 원인이 된다. 무례한 종업원, 비판적인 상사, 사람이 미어터지는 콘서트 장이나 놀이 공원 등이 그렇다. 또 신체검사나 병원 가는 일, 많은 사람들 앞에서 해야 하는 자기소개, 열띤 토론 등도 스트레스 반응을 일으킬 수 있다. 직장이나 사생활에서 주어진 마감 시간은 아드레날린을 치솟게 하는 대표적인 요인이다. 삶의 중요한 사건들은 모두 스트레스를 준다. 심지어 승진이나 자녀의 출생과 같은 긍정적인 사건도 스트레스를 유발한다는 점에서는 해고나 친척의 죽음과 같은 부정적인 사건과 마찬가지다. 일상의 말다툼, 어디에 두었는지 생각나지 않는 열쇠, 고장난 텔레비전이나 선사수첩(이런 상비를 산 복석이 스트레스를 덜 받으려는 것인데 말이다)도 원인으로 빼놓을 수 없다. 게다가 가장 불쾌하고 해로운 스트레스는 우리의 내부로부터 온다. 스트레스의 내적인 요인으로는 지나치게 빡빡한 스케줄, 카페인, 수면 부족 등이 있다.

저스틴은 미국 굴지의 법률회사에서 고속 승진을 거듭해 최연소 부사장이 된 인물이다. 그는 지금 자신의 집 2층의 전용 헬스실에서 운동을 시작할 참이다. 헬스 기구들은 2500만 원이나 투자한 최신형 고급품이다. '매일 한 시간이면 충분하다'는 최신 기구의 설명처럼 그의 몸매는 완벽하게 다듬어져 있다. '무릎 관절 보호 러닝머신' 앞에는 와이드 TV의 모니터가 실시간 경제 정보를 내보내고 있다. 러닝머신 레벨을 6단계 오르막 경사로 맞추고 운동을 시작하자, 심장 박동수가 최적 수치를 향해 상승하는 것이 모니터에 나타났다. 7단계로 레벨을 올리려는 순간, TV도 러닝머신도 음악도 모두 전원이 나가버렸다.

그는 '망할 놈의 퓨즈 박스!' 하고 소리를 질렀다. 하지만 상황은 생각보다 더 나빴다. 인근 지역 전체가 정전된 것이다. 무선 전화기를 집어 들었지만 다시 내려놓을 수밖에 없었다. "젠장할 놈의 전자식 전화기!" 이번에는 휴대 전화를 꺼내 전력회사에 전화를 걸었지만 통화 중이었다. 그는 발을 구르고 저주를 하며 퓨즈를 건드리고 만지고 돌려 보았다. 심장은 마구 뛰고 땀이 흥건하게 흘러내렸다.

마침내 전력회사와 연결이 되자 그는 고함을 마구 질러댔다. 전화를 받은 여성은 자기 회사가 최선을 다하고 있다며 너무 스트레스를 받지 말고 긴장을 풀라고 말했다. 격앙된 저스틴은 '내가 스트레스를 받든 말든 당신이 무슨 상관이야'라고 소리쳤다. 창밖을 내다보자 길 건너 몇 집 떨어진 곳에 전력회사 트럭이 주차해 있는 것이 보였다. 단숨에 계단을 뛰어내려와 현관 밖으로 뛰쳐나가다가 이웃집 리처드를 거의 쓰러뜨릴 뻔했다. 리처드는 아침 조깅을 시작하기에 앞서 스트레칭을 하는 중이었다.

리처드가 말했다. "저스틴, 자네 괜찮나?" 저스틴은 마음이 급했다. "응. 뭐, 나 사무실에 가야 돼. 집안에 전기가 나갔어. 아침 운동도 못했고……." 리처드가 제자리 뛰기를 하며 말했다. "그럼 같이 달리기나 해 보는 게 어때?"

저스틴은 벌써 길을 건너서 전력회사 직원에게 막 호통을 치려던 참이었다. 고개를 돌린 그는 무슨 소리를 하는지 모르겠다는 듯이 대답했다. "뭐라고? 아냐. 난 저 작자들에게 시켜서 우리 집 전기를 들어오게 해야 해." 리처드는 미소를 지은 뒤 달리기를 시작해 멀어져 갔다. "오늘 하루 잘 지내게, 저스틴."

• • •

일상생활에서 겪는 스트레스는 대부분 우리 스스로 만들어낸 것이다. 하지만 사람들은 자기 마음이 산란해지면 외부의 원인 탓으로만 생각한다. "우리 아이가(혹은 상관이, 집사람이, 남편이) 그렇게 하지만 않았어도 내가 이렇게 스트레스 받지는 않았을 텐데.""주

91

식 시장이 다시 회복된다면 나도 긴장을 풀 수 있을 텐데."

흔히 'A 타입'으로 불리는 성격 유형이 있다. 성취동기가 크고 일에 중독된 완벽주의자를 말한다. 이들은 자신에 대한 기대 수준이 비현실적으로 높다. 또한 자신이나 자신이 한 일에 대해 남들이 뭐라고 생각하는지에 대해 지나치게 신경을 쓰고 요모조모로 분석한다. 그런가 하면 스스로를 너무 비판하고 비관에 빠지는 경향의 사람들도 있다. 이외에도 다양한 성격이나 심리 상태가 '걱정을 많이 하고 스트레스 반응을 일으키며 결국 스트레스 호르몬 분비를 자극하는' 경향의 원인이 될 수 있다.

• •

스트레스에 우리 몸은 어떻게 반응하는가?

스트레스는 필요에 직면한 신체 반응이며, 몸이나 마음, 혹은 둘에게 모두 적응을 요구한다. 여기서 필요란 위협이나 도전일 수도 있고, 예상치 못한 변화일 수도 있다. 스트레스 반응은 보통 즉각적이고 자동적이다. 스트레스에 대한 사람들의 반응은 모두 다르며 반드시 부정적으로만 반응하는 것도 아니다.

시험 때문에 스트레스를 받는 대학생을 예로 들어보자. 공부를 더 열심히 해서 더 좋은 성적을 올리는 학생이 있는가 하면 반대로 걱정이 지나쳐서 막상 시험장에서는 얼어붙는 학생도 있다.

스트레스에 대한 인체의 반응은 스트레스 호르몬을 혈액 속으로 분비하는 것이다. 그 목적은 우리를 안전 모드로 변화시키는 데 있다. 스트레스 호르몬으로 잘 알려진 아드레날린은 인체에 '투쟁 혹은 도주' 반응을 일으키는 데 도움이 된다. 눈앞에 다가온 위험에 맞서 싸우거나 피해서 도주할 수 있도록 힘과 에너지를 주는 것이다.

이런 생리적 반응은 인간이 동굴에 살던 원시인에서 진화해 오는 동안 유전적으로 프로그램된 것이다. 다른 원시인이 음식을 훔치려고 다가오는 경우 당신의 몸집과 손에 쥔 몽둥이가 더 크다면 싸워서 물리칠 것이요, 그 반대라면 줄행랑을 쳐야 할 것이다.

스트레스 호르몬인 아드레날린이 분비되면 심장 박동과 호흡이 빨라지고 혈압이 높아진다. 즉 심장과 근육과 두뇌로 혈액과 산소가 더 많이 공급되는 것이다. 근육은 활동에 대비해 긴장하고 경계수위도 높아지며 감각 기관도 더 예민하게 작동한다. 반면 위기 상황에서 중요성이 떨어지는 피부나 소화기관, 신장, 간에는 혈액 공급이 줄어들게 된다. 에너지를 더 내기 위해서 혈액 속의 당분, 지방, 콜레스테롤 함량은 증가하며, 피를 흘리게 될 때를 대비해서 혈소판 등의 혈액 응고 인자도 더 많아진다. 이 같은 생리적 변화들은 모두 우리의 인체가 이미 임박했다고 믿는 심각한 상황에 적응하는 데 도움이 된다.

스트레스 호르몬 반응은 재빠른 대처가 필요한 상황에 대한 적응이다. 심각한 위험에 대한 보호 장치로서 진화해온 이 반응이 삶과 죽음을 갈라놓는 경우도 적지 않다. 똑같은 생리적 반응이 이런 물리적 위협에 노출돼 있지 않은 사람들에게도 일어나는 것은 불행한 일이다. 당장 해결하기가 불가능한 심리적 스트레스를 지속적이고 반복적으로 받고 있는 사람들 말이다. 이런 스트레스는 계속 유지되거나 커지면서 결국에는 만성 스트레스 증후군을 유발하며 때로는 건강에 문제를 일으키기도 한다.

만성 스트레스의 일반적 증상은 다음과 같다.

1. 육체적 증상 : 두통, 피로, 불면증, 근육통, 빠른 심장 박동, 가슴 통증, 배탈, 식욕 부진, 경련, 차가운 손발, 땀 흘리기.

2. 감성적 증상 : 우울, 긴장, 근심, 분노, 좌절, 걱정, 두려움, 신경 과민, 참을성 없음.

3. 정신적 증상 : 집중력 저하, 기억력 저하, 우유부단, 혼란, 유머 감각 결여.

4. 행동상의 증상 : 안절부절 못함, 손톱 깨물기, 서성거림, 발로 바닥을 톡톡 치기, 과식, 흡연, 음주, 약물 과용.

스트레스는 기억력에 어떤 영향을 끼칠까?

스탠퍼드 대학의 로버트 새펄스키 박사는 스트레스가 뇌와 인지 과정에 끼치는 영향을 연구했다. 스트레스 호르몬에 장기간 노출되면 두뇌의 해마 부위에 있는 기억력 센터가 해를 입으며, 위축된다는 사실이 그의 동물 실험에서 밝혀졌다. 해마 부위는 관자놀이 안쪽에 자리잡고 있으며 기억 및 학습과 관련된 일을 한다.

UC 어바인 대학의 제임스 맥고흐 박사의 연구도 주목할 만하다. 뇌에 장기 기억으로 저장된 정보를 다시 불러내는 과정을 스트레스 호르몬의 일종인 코르티코스테론이 차단할 수 있다는 사실을 밝혀낸 것이다. 이 호르몬은 심각한 스트레스나 근심이 있을 때, 또 육체에 손상이 가해진 경우에 분비된다.

그의 실험은 지정된 목표물을 찾아가는 학습을 마친 쥐에게 약한 전기 쇼크를 주는 방식으로 이뤄졌다. 전기 쇼크로 코르티코스테론 수치가 높아지자 이미 기억하고 있는 장소를 제대로 찾아가지 못한다는 사실이 드러났다. 쥐의 기억력은 코르티코스테론 수치가 가장 높을 때, 다시 말해서 전기 쇼크를 받은 지 최대 한 시간이 지났을 때 가장 크게 손상됐다.

이 실험에서 쥐의 기억력은 영구히 손상된 것이 아니라 일시적으로 마비된 것에 불과했다. 하지만 뇌가 반복해서 스트레스를 받으면 장기적으로 어떤 효과가 나타날지에 대해 의문을 제기한 실험임에는 틀림없다.

세인트루이스에 있는 워싱턴 대학 의과대학의 존 뉴커머 박사는 사람에게서도 이와 유사한 효과가 나타난다는 것을 밝혀냈다. 그의 연구에 따르면, 사람도 스트레스 호르몬인 코르티솔 수치가 며칠간 계속해서 높은 채로 있으면 기억력이 손상될 수 있다는 사실이 드러났다. 기억력 손상은 코르티솔을 다량 복용한(중병을 앓거나 대수술을 받은 후의 자연적인 코르티솔 분비량에 필적하는) 사람들에게서만 나타났다. 그러나 이들의 기억력은 일주일 만에 정상으로 회복됐다.

이 같은 실험들이 의미하는 바는 스트레스로 인한 기억력 저하가 의학적, 육체적, 정신적으로 심각한 외상을 입은 사람들에게만 일어난다는 것이다. 하지만 많은 연구자들은 낮은 수준의 스트레스라도 오랫동안 반복적으로 받으면 뇌의 노화가 더 빨라질 것이라고 추정하고 있다.

감정을 다스리면 기억력이 좋아진다

도저히 해결할 수 없을 것 같은 문제와 마주친 사람들의 감정적 반응은 다양하다. 분노, 두려움, 슬픔, 부정(때때로 유머로 표현된다) 등이 보통의 반응이다. 이런 느낌들은 긍정적인 결과를 가져오기도 하고 부정적인 결과를 초래하기도 한다. 감정 때문에 취하는 행동은 뇌의 젊음을 유지하는 데 중대한 영향을 미친다.

분노에 압도당하거나 분노를 나타낼 줄 모르는 사람들을 예로 들어보자. 이런 사람들은 자신의 신념을 위해서 싸우지도, 마음을 가라앉히려고 노력하지도, 심지어 만족을 얻지도 못할 수 있다. 그렇게 하는 대신에 그들은 포기해버리는데, 이는 때때로 슬픔이나 심한 경우 우울증으로 연결된다.

70세의 여성인 소냐는 건망증으로 인한 좌절감과 걱정이 점점 더 커지고 있었다. 처음에는 건망증이 그렇게까지 심하지는 않았다. 하지만 점점 자신의 모습에서 마티 오빠가 자꾸 연상될 정도로 심해졌다. 오빠의 지속적인 건망증은 주위 사람들 모두를 미칠 지경으로 만들었다. 소냐의 아들은 어머니가 우울증이 걸린 건 아닐까, 치료를 받아야 하지 않을까 하고 걱정하고 있었다. 하지만 소냐는 우울증 치료 얘기는 들으려고도 하지 않았다.

일요일 저녁에는 그녀의 오빠가 방금 한 얘기를 되풀이하는 행태를 다시 보이자 화가 나서 부들부들 떨다가 누워서 안정을 취해야 할 정도가 되었다. 왜 그렇게까지 화를 냈을까 나중에 생각해보다가 그녀는 자신의 건망증에 겁을 먹고 있었던 것이 부분적인 원인이라는 데 생각이 미쳤다.

소냐는 다음날 주치의에게 전화를 걸어 도움을 요청했다. 기억력 검사를 해본 의사는 알츠하이머병을 치료하는 약을 처방했다. 약을 먹기 시작한 지 몇 주일이 지나자 기억력이 나아지기 시작했다.

소냐가 행복하고 마음이 느긋해진 것은 지난 몇 개월을 통틀어 처음 있는 일이었다. 아들도 기뻐하면서 마음을 놓았다. 소냐는 마티도 자기 같은 약을 먹든지 아니면 최소한 의사와 상의라도 해보라고 권했다. 하지만 그녀의 오빠는 자신의 기억력에 문제가 있다는 사실을 강하게 부인하고 의사도 약도 필요 없다고 고집을 피웠다. 불행하게도 그 뒤 마티의 기억력은 급속하게 나빠졌고 결국 일 년 만에 알츠하이머병 진단을 받았다.

• • •

분노 때문에 긍정적이고 생산적인 행동을 하게 되는 경우도 없지는 않다. 하지만 겉으로 표현을 하든 안 하든 간에 분노 때문에 스트레스 호르몬이 분비되고, 걱정과 우울증에 빠지며, 기억력을 상실할 수 있다는 것도 사실이다. 느낌이나 감정을 모조리 드러내고 표현하는 것이 우리에게 반드시 이롭다고만 할 수는 없다. 그로 인해 친척이나 동료들과 사이가 나빠진다면 특히 그렇다. 게다가 화가 가라앉고 나면 다른 느낌이 들 수도 있지 않은가.

배려심이 없고 요구 사항이 지나친 상사에게 화가 치민다고 해도 분노의 편지를 써 들고 한밤중에 우체국으로 뛰어가지는 않는 게 낫다. 다음날 아침 그 편지를 곰곰이 다시 읽어 보기 전까지는. 상사의 면전에 대고 '오늘 회사 때려치울 거야!'라고 소리치는 순간의 해방감은 일시적이지만 백수가 된 다음의 스트레스는 뇌 건강에 해롭다. 주머니 사정이 안 좋아지는 것은 말할 것도 없다.

마음 속 화를 관리하는 방법에는 학습과 탐색이 포함된다. 학습은 자신의 감정을 이해하기 위한 것이요, 탐색은 감정을 표현하는 새로운 접근법을 찾기 위한 것이다.

화가 나면 직설적으로 표현하는 것이 스트레스를 해소하는 가장 건강한 방법이라는 주장이 있다. 하지만 최근 연구에 따르면 항상 그런 것은 아니다. 듀크 대학의 블루민설 박사팀은 심장병 환자들을 대상으로 화와 운동의 효과를 조사했다. 운동도 하고 화 관리 기술을 배운 환자 집단에서 협심증 흉통(심장에 혈액과 산소 공급이 부족해서 생기는 통증) 발병률이 가장 낮았다. 운동만 하고 화 관리 기술을 배우지 않은 집단의 발병률은 약간 줄어들었다. 줄어든 정도는 두 가지를 모두 한 집단에 비해 절반 정도였다. 화가 생리학적 과정을 거쳐 심장 혈액 순환에 영향을 미친다는 것이 사실이라면 뇌의 혈액 순환에도 영향을 미칠 잠재력이 있다고 봐야 한다.

• • •

프랭크 박사는 뉴욕 맨해튼 서부 지역에서 개업하고 있는 매우 바쁜 내과 의사다(61세라는 나이에 비해 젊어 보이는 데다 체격도 좋다). 그는 이따금 왕진을 나가는 구식 가정 주치의 스타일로 진료를 하고 있었지만 각종 저널과 최신의 의학적 성과를 모두 따라잡고 있는 자신에 대해 자부심을 갖고 있었다.

그런데 지난 4년간 계속해서 기억력이 떨어지고 있다는 사실을 자각하게 됐다. 예전에는 맡고 있는 환자의 주요한 건강상 문제뿐 아니라 친한 친척의 이름까지 모두 꿰고 있었다. 하지만 최근에는 기본 사항조차 기억이 나지 않아 진료 기록을 확인해야 했다. 식당이나 서점에서 우연히 환자와 마주치게 되면 얼굴은 기억나는데 이름이 몇 시간이 지나도록 생각나지 않는 일이 여러 차례 있었다. 그가 남모르는 두려움을 갖게 된 이유이다.

그의 두 번째 부인 패트리샤는 이제 겨우 40대 중반이었다. 그는 기억력에 대해 자신이 어느 정도나 걱정을 하고 있는지 아내에게 알리기가 두려웠고 아내를 걱정시키고 싶지도 않았다. 하지만 아내는 이미 남편의 기억력 문제를 눈치 채고 있었다. 뿐만 아니라 병원의 직원, 친구나 환자 중에서도 눈치를 챈 사람들이 있었다. 아내가 이 문제를 끄집어내자 프랭크는 자신에게는 아무 문제가 없다고 주장했다. 자신은 의사이고 병을 고치는 사람인데 자신이 다른 사람의 치료를 받는다는 것은 있을 수 없다는 입장이었다.

하지만 진료가 고통스러워지기 시작했다. 시간당 5명까지 환자를 봐야 하는 데다 다음 진료까지의 자투리 시간에는 직원에게 짬짬이 메모를 해줘야 했다. 복통과 두통이 생기기 시작했고 최신 의학 지식도 따라잡을 수 없게 됐다.

아내 패트리샤는 마침내 기억력 문제를 전문으로 하는 신경과로 남편을 끌고 갔다. 그런데 검사 결과는 뜻밖에도 정상이었다. 그러나 담당 의사는 설명을 계속해 나갔다. 프랭크의 기억력이 약간 손상된 것은 사실이다. 특히 불안과 스트레스의 수준이 극도로 높았다. 기억력과 집중력이 떨어지고 두통과 복통이 생긴 것은 이 때문일 가능성이 매우 크다는 내용이었다.

프랭크는 생활 방식을 바꿨다. 우선 젊은 의사를 동업자로 구해서 진료실에 앉혔다. 그러자 환자 부담과 스트레스가 확연히 줄어들었다. 다음으로 그동안 중단했던 테니스를 친구들과 다시 치기 시작했다. 아내의 요가 교실에도 일주일에 두 차례씩 같이 나갔다.

직원들은 그가 집중력과 주의력을 되찾은 것 같아 보인다고 말하기 시작했고 그 스스로도 사람들의 이름과 세부 사항에 대한 기억력이 좋아졌다는 것을 느낄 수 있었다. 두통과 복통도 줄어들면서 잘 지낸다는 느낌을 갖게 됐다. 아내와도 사이가 좋아졌다. 어떤 조치가 특히 효과가 있었는지는 알지 못했지만 아무래도 상관은 없었다. 그냥 그 상태를 유지하면 됐다.

• • •

• •

스트레스를 줄이는 생활 수칙

살다 보면 종종 외부의 스트레스 요인을 줄이는 것이 불가능할 때가 있다. 하지만 일상에서 받는 스트레스는 대부분 내적인 것이거나 스스로 만들어낸 것이기도 하다. 따라서 우리는 그럴 생각만 있다는 스트레스에 대해 뭔가 조치를 취할 수 있다.

긍정적인 인생관을 유지하며 사는 능력을 가진 사람은 실제로 수명도 더 길다. 앞서 수녀 연구에서 최근 새로 밝혀진 바에 따르면, 젊은 시절의 일기에서 기쁨과 행복, 사랑과 희망을 표현했던 수녀들은 그렇지 않은 수녀들보다 최대 10년까지 더 오래 살았다.

시간만 허락한다면 내가 쓰고 싶은 책이 '긴장 풀기의 모든 것-스트레스를 줄이는 창의적 전략'이다. 하지만 현재로서는 그런 스트레스를 추가로 받고 싶지는 않다. 그런 책이 나올 때까지는 이제부터 소개하는 전략을 따르는 것이 스트레스를 줄이고 더불어 기억력도 개선시키는 효과를 줄 것이다.

기대 수준을 현실에 맞게 낮춰라

자신이나 타인에게 비현실적으로 높은 기대를 하는 사람들이 있다. 이것이 스스로 만들어내는 스트레스의 원인일 때가 많지만, 고치기는 가장 쉽다.

음악회를 여는 바이올리니스트나 마라톤 선수로 하룻밤에 변신하는 방법은 없다. 최소한 몇 년은 열심히 연습하고 힘들게 노력해야 가능한 일이다. 처음 바이올린을 사면서 2주일 이내에 스트라빈스키를 연주한다는 목표를 세운다면 이것은 스스로를 심한 스트레스 속으로 밀어 넣는 어리석은 짓이다. 그런 목표는 결코 달성할 수 없다. 따라서 좀더 합리적인 기대를 가진다면 자신의 삶을 스스로 통제하고 있다는 자신감이 생길 것이고 육체적·정신적인 순비도 해나갈 수 있을 것이다.

운동을 습관으로 만들어라

최근의 연구들이 의미하는 바는 육체적 운동이 기억 기능을 향상시킨다는 것이다(8장 참고). 운동을 하면 몸속에서 분비되는 항우울물질인 엔도르핀이 스트레스도 줄여준다.

어떤 의미에서 운동은 스트레스 에너지를 제거한다. 아드레날린을 포함한 스트레스 호르몬은 맞서 싸우거나 도망치는 반응을 요구한다. 우리는 이에 따라 충동적인 행동을 저지르거나, 아니면 충동을 억누를 수밖에 없다. 공격을 받았을 때 싸우거나 도망치는 것이 원시 시대에는 바람직한 행태였을 것이다. 하지만 현대사회에서 충동적이고 극단적인 반응은 대안이 될 수 없다. 결국 우리의 신체 에너지 수준은 올라가는데 방출이 되지 않는 상태로 남아 있게 된다.

운동을 하면 이런 과잉 에너지를 흩어버릴 수 있다. 스트레스를 받아서 과잉이 된 에너지를 발산하려면 맥주를 꿀꺽꿀꺽 들이켜는 것보다 기운차게 걷는 것이 효과적이라는 말이다. 조깅이나 걷기, 자전거 타기나 수영, 테니스나 배드민턴, 에어로빅 등 유산소 운동은 무엇이든 동일한 효과를 나타낸다. 이왕이면 자신이 관심을 가지고 있는 종목을 선택하고, 지겨워지지 않도록 종목을 바꿔가며 하는 것이 효과가 좋다는 점을 명심하라.

약 1500만 명의 미국인이 운동 프로그램에 요가를 포함시키고 있다. 요가는 힘과 균형, 원기를 되찾아줄 뿐만 아니라 스트레스도 해소해준다. 요가가 심장병에 좋을 것이라는 딘 오니시 박사팀의 연구 결과가 있다. 다른 요법과 함께 요가를 수행한 심장병 환자 5명 중 4명은 관상동맥 우회수술을 받지 않아도 됐다는 것이다.

두려운 상황에 미리 대비하라

스트레스와 근심은 우리가 어떤 상황에 처해 있느냐에 따라 달라진다. 물건을 팔기 위한 연설이든 청혼이든 대통령의 연설이든 남 앞에서 발언을 해야 하는 자리를 두려워하는 사람들이 많다.

놀라운 사실은 자신이 마땅히 해야 할 발언이나 행동을 막상 자리에서 일어난 다음에는 모조리 잊어버리지나 않을까 하고 두려워하는 사람이 너무 많다는 점이다. 새롭고 낯선 상황은 스트레스와 근심을 초래하기 마련이다. 미리 준비하지 않은 상황이면 특히 그렇다. 따라서 미리 준비하는 것이 효과적인 방법임은 말할 필요도 없다. 내가 어릴 적 피아노를 배울 때 아버지는 이렇게 충고하셨다. "연습은 110%를 하라. 10%는 걱정이나 두려움, 망각에 대비한 안전장치다." 그럼에도 불구하고 나는 피아노 연주회 때 몇 소절을 잊어버려서 막힌 적이 있었다. 하지만 아버지 말씀 덕분에 슬기롭게 대처할 수 있었다.

구두 발표나 연설을 해야 하거나 시험을 치르게 되는 경우에 내가 해주는 조언이 있다. 가능하면 그 장소에 미리 가보고서 친숙해지라는 것이다. 스트레스나 근심을 느낄 경우에 긴장을 푸는 방법은 앞서 말했듯이 행사 직전에 편안한 장소를 머릿속으로 그려보거나 차분히 심호흡을 하는 것이다.

대중 연설에서 유용한 기법 중 하나를 소개하면, 청중 중에서 특정한 한 사람에게 초점을 맞추는 것이다. 어떤 사람들은 걱정스러운 느낌을 오히려 흥분과 에너지로 바꾸는 능력이 있다. 어떤 사람들은 오래된 방법을 쓴다. 청중이 속옷 차림으로 앉아 있다고 생각하는 것이다. 뭐가 좋은 방법인지는 청중이 어떤 사람들이냐에 따라 달라질 것이다.

몸이 원할 때는 무조건 쉬어라

대개의 사람들은 여유 없이 살고 있으며 지금이 휴식을 취할 때라는 경고 신호에 거의 주의를 기울이지 못한다. 적정한 수준의 스트레스를 받으면 더 좋은 성과를 내는 사람도 없지는 않다. 하지만 과도한 스트레스를 받으면 피로해지고 결국 탈진하게 된다. 이것은 여유를 가지고 쉬라는 경고 메시지다.

일을 할 때든 놀 때든 스트레스 수준과 에너지 수준을 점검해야 할 뿐 아니라 필요할 때는 쉬어야 한다. 일 중독 증상을 피하려면 정기적으로 쉬는 시간을 갖는 것이 도움이 된다. 쉬는 시간은 보통 스케줄 자체에 포함되어 있어야 한다.

업무 스케줄에 두 시간 단위로 쉬는 시간을 넣어 두면 좋다. 오전 중간에 휴식, 점심, 오후 중간에 휴식, 저녁식사처럼 말이다. 쉬는 시간에는 낮잠, 요가, 명상, 산책 등으로 감정적·심리적 배터리를 충전하고 생산성을 높이며 스트레스를 줄일 수 있어야 한다.

의식적으로 긴장을 풀어라

요가를 하든 명상을 하든, 샤워를 하면서 노래를 부르든, 정신적·육체적으로 긴장을 풀려고 의식적으로 노력하는 행위는 모두 스트레스를 완화시킨다. 하버드 대학의 허버트 벤슨 박사는 이 과정을 긴장이완 반응, 즉 정신적·육체적으로 깊이 휴식하는 상태라고 묘사했다.

육체가 자동적인 스트레스 반응을 발전시킨 것과 마찬가지로, 의식적인 노력과 반복 연습을 통해 긴장이완 반응을 유도할 수 있다. 생리 활동이 느려지면서 심장박동 횟수, 호흡 횟수, 혈압이 모두 떨어지고 근육도 휴식에 들어가는 것이 긴장이완 반응이다.

해변에서 쉬거나, 좋아하는 그물침대에 누워 있거나, 아니면 좋아하는 책을 껴안고 뒹구는 등의 단순한 행동만으로도 이런 반응을 유발할 수 있다. 뿐만 아니라 업무 중에 몇 분만 짬을 내서 조용히 심호흡을 하면서 그물침대 위의 휴식을 상상하는 것만으로도 똑같은 긴장이완 효과를 볼 수 있다.

깊은 이완 상태를 이끌어내는 기법은 요가, 태극권, 명상, 자기
최면 등 다양하다. 모두 강연이나 책, 동영상을 통해서 배울 수 있
다. 하루에 몇 분씩이라도 간단한 긴장이완 기법을 실행하면 마음
의 평정을 유지하고 기억 능력도 최대로 발휘하는 데 도움이 된다.

긴장 풀기 연습

1_ 2분 휴식 : 편안한 자세로 앉거나 누워라. 그러고 나서 깊게 규칙적으로 숨을
쉬어라. 반드시 숨은 코로 쉬어라. 가슴 근육에 의식을 집중하라. 최대한 크게
숨을 들이 쉬어라. 내뱉을 때는 천천히, 그리고 남김없이 숨을 최대한 내뱉어라.
반드시 횡격막(폐 공간의 가장 아랫부분에 있는 막)을 이용해 복식 호흡을 하라.
숨을 들이실 때 횡격막을 아래로 밀어라. 들이실 때 배가 나와야 제대로 된 것
이다. 깊고 차분하게, 천천히 숨을 쉬어라.

2_ 5분 휴식 : 눈을 감고 자신이 조용하고 마음 편한 장소에 있다고 상상하라. 해
변이나 초원, 욕조 등 어디든 당신이 긴장을 풀고 쉬는 장소면 된다. 깊게 숨을
쉬면서 잡념을 없애라. 머릿속에 무슨 생각이 떠오르든 붙잡지 말고 흘려보내
라. 편안하게 호흡에만 정신을 집중하라.

3_ 10분 휴식 : 편안한 의자에 앉거나 아예 누워라. 눈을 감고 깊고 느리게 숨을
쉬어라. 머리에 정신을 집중하라. 거기서 긴장을 모두 바깥으로 내보낸다고 상
상하라. 다음은 얼굴 근육에 정신을 집중하고 역시 긴장이 밖으로 나간다고 상
상하라. 긴장이 풀린 느낌을 빰과 턱에까지 퍼뜨려라. 이런 식으로 천천히 진
행하라. 목과 어깨를 거쳐 팔, 손, 배, 등, 엉덩이, 다리, 발끝까지 천천히 긴장을
풀어나가라. 이 과정 내내 숨은 깊고 느리게 쉬어라.

카페인을 줄여라

카페인을 습관적으로 섭취하는 사람이 많다. 우리가 섭취하는 카페인은 대부분 커피에서 온다. 아침에 잠을 깨기 위해서 한 잔, 오전에는 에스프레소, 오후 휴식 때는 얼음을 넣은 아메리카노……. 여기다가 각종 음료수와 초콜릿에 들어 있는 카페인을 합치면 상당한 양이 된다. 이로써 우리는 '카페인으로 인한 스트레스 반응'의 길로 들어서는 것이다. 신체가 감당할 수 있는 양을 초과해서 카페인을 섭취하게 되면 스트레스와 불안 증상이 나타난다.

나이가 들면 신체가 감당할 수 있는 카페인 양은 더 줄어든다. 카페인이 집중하는 데 도움을 주고 정신을 맑게 해준다고 말할지도 모른다. 적은 양이라면 맞는 말이다. 하지만 양이 많아지면 카페인은 과민성, 주의 산만의 원인이 될 수 있다.

카페인 섭취는 줄이는 것이 좋다. 단, 서서히 줄여야 한다. 갑자기 끊으면 두통 등의 금단 증상을 겪게 될지도 모른다. 매일, 혹은 하루 걸러 커피 1/2잔 분량(그만큼의 카페인. 각종 식음료의 카페인 함유량은 7장 참조)을 줄여나가는 것이 좋다. 카페인 섭취를 줄이면 긴장이 풀리고 느긋해지는 것을 느낄 수 있을 것이다. 그뿐 아니다. 잠도 더 잘 자고 활력이 더 생기는 사람도 많다.

잠을 충분히 자라

밤에 잠을 잘 자지 못하는 미국인은 약 1억 명으로 추산된다. 지속적으로 수면 부족인 경우만 따져도 그렇다. 세계 전체 인구를 따져보면 그보다 훨씬 많은 사람들이 만성적인 수면 부족 상태로 생활하고 있다.

잠이 부족하면 아침에 기분 좋게 깨지 못하고 낮에도 활력이 없기 마련이다. 나이가 들면 수면 시간이 줄어들긴 하지만 보통 사람은 하룻밤에 7~8시간의 수면이 필요하다. 뇌가 정상적으로 발달하려면 숙면이 필수적이다.

동물 실험 결과를 보면, 잠을 잘 자게 되면 뇌세포 사이의 연결이 강화된다. 불면증과 피로는 스트레스의 주요 원인이며, 집중력과 기억력을 떨어뜨린다. 수면 습관이 좋아지면 기분도 기억력도 나아진다. 만성 수면 부족을 겪는 사람들은 매일 30분에서 한 시간만 일찍 잠자리에 드는 것만으로도 상태가 나아지는 경우가 많다. 수면 습관이 좋아졌다는 사실은 쉽게 느낄 수 있다. 아침에 상쾌한 기분으로 일어나고, 낮에 활력이 더 넘치게 된다. 무엇보다 아침에 알람 시계가 울리기 전에 자연스럽게 깰 수 있다.

주말에 밀린 잠을 보충하면 수면 부족에서 벗어날 수 있다. 하지만 너무 많이 자면 다음날 신체 리듬이 깨진다는 점을 기억해두자. 낮잠은 짧게 자면 도움이 된다. 하지만 30분 이상 자면 완전히 몸이

처지기 쉽다. 그 대신 20분 정도 '파워 수면'을 취하면 활력을 회복할 수 있다. 초저녁잠은 되도록 피하라. 막상 취침 시간이 되면 잠들기 어려워지기 때문이다. 만성 불면증으로 고통받고 있는 경우라면 낮잠은 아예 자지 마라. 그 대신 체계적인 수면 유도 프로그램을 실행하는 것이 좋다. 만성 불면증은 우울증이나 다른 병의 징후일 수도 있다. 수면 유도 프로그램으로도 효과가 없다면 의사와 상담하라.

불면증을 퇴치하는 수면 유도 프로그램

1_ 피해야 할 것 : 낮잠, 취침 한 시간 전의 운동이나 흥분 상태.

2_ 주중이 아니라 주말에 프로그램을 시작하라.

3_ 매일 똑같은 시간에 잠자리에 들어라. 침대에서는 TV나 책을 보지 말고 음식도 먹지 마라. 불을 끄고 편안한 자세로 긴장을 풀어라.

4_ 20분이 지나도 잠들지 못하면 일어나서 다른 일을 하라. TV를 보거나 음악을 듣거나 책을 읽어라.

5_ 그러다가 피로해지면 3~4단계를 반복하라. 침대로 들어가서 불을 끄고 긴장을 풀어라. 20분이 지나도 잠이 오지 않으면 일어나서 다른 일을 하라.

6_ 4단계의 다른 일을 하느라 상당한 시간을 보냈다고 해도 걱정할 것은 없다. 이 프로그램의 핵심은 다음날 낮잠을 자지 않는 데 있다. 낮에 어떻게 해서든 계속 깨어 있을 수만 있다면 만성 불면증도 며칠 내로 정복할 수 있다. 다음날 밤이면 피곤 때문에 잠이 올 것이다(똑같은 시간에 잠자리에 드는 것을 잊지 말라). 3~4단계를 반복하라. 낮잠은 자지 말라.

일과 여가생활 사이에 균형을 잡아라

새로운 기계가 시간과 에너지를 절약해주는 것은 사실이다. 하지만 미국인들이 일하는 시간은 20년 전에 비해 주당 3시간 정도 늘어났다. 1년으로 환산하면 과거보다 1개월쯤 일을 더 하는 셈이다.

베이비 붐 세대 부부들은 직장에서 일하면서 동시에 다른 직업을 가지기 위해 시간을 투자하는 경우가 많다. 이 때문에 가족과 여가를 즐길 시간은 점점 줄어들고 있다. 자신에게 필요한 여가 시간을 할당하지 않는 사람은 스트레스를 많이 받기 마련이다.

자, 이제 업무와 여가 사이에 대차대조표를 작성해보자. 노트를 꺼내서 일주일 사이에 당신이 양쪽 분야에 사용한 시간을 각각 더해보라. 물론 수면 시간은 제외다. 만약 업무 및 업무 관련 분야에 쓴 시간이 전체의 60%를 넘는다면 심각한 상태다. 여가 쪽으로 중심을 옮길 필요가 있다는 뜻이다.

운동이나 휴식, 사교, 취미 활동을 통해 즐길 시간은 누구에게나 필요하다. 스트레스를 줄여주는 시간 말이다. 개인적인 시간을 즐기는 것에 대해 죄책감을 느끼는 사람도 없지 않다. 반대로 여가 시간이 너무 많아지면 지루해 하거나 심지어 스트레스를 받아 침착성을 잃는 경우도 있다. 우리는 각자에게 맞는, 업무와 여가의 균형을 찾아내야 한다. 이는 스트레스를 줄이고 최상의 기억력을 유지하기 위해서도 반드시 필요하다.

머릿속의 부담을 웃음으로 털어내라

유머는 스트레스를 줄여준다. 유머는 불편한 느낌을 한발 떨어져서 관조할 수 있도록 도와준다. 그리고 웃는 즐거움은 불편한 감정이나 고통을 없애준다. 의사인 노먼 커즌은 유머를 스트레스 감소뿐 아니라 신체의 질병 치료 목적으로도 이용했다. 웃음에는 생리학적인 효과가 있는 것이다.

웃음이 긴장을 풀어주는 것이 사실이긴 하지만 육체의 질병을 치료하는 효과는 아직 입증되지 않았다. 그러나 나는 너무 웃어서 문제가 된 사람은 보지 못했다.

자신의 감정을 누군가에게 말하라

스트레스를 줄이는 가장 효과적인 방법 중 하나는 누군가에게 자신의 감정을 털어놓고 이야기하는 것이다. 이것은 상담 심리 요법에 대한 체계적인 연구에서도 확인된 사실이다. 물론 환자에게 구체적으로 어떤 심리 요법을 쓰느냐에 따라 치료 효과는 달라진다. 하지만 치료 효과에 더 큰 영향을 주는 요소가 발견됐다. 상담사가 환자의 이야기를 얼마나 잘 들어주고 공감을 많이 하느냐가 관건이다.

대화를 나누는 상대는 편안하게 느끼는 사람이면 된다. 배우자, 형제자매, 부모, 바텐더, 심리요법사, 성직자, 직장동료 등 누구라도 상관없다. 자신의 감정과 느낌을 털어놓고 나면 눈물을 흘리기도 하고 구원받은 느낌을 갖기도 한다. 특히 상대방이 심판하거나 비난하려 들지 않으면, 그가 자신을 이해해주고 마음으로 받아들였다고 느끼게 되기도 한다. 감정을 털어놓고 나면 그전보다 스스로 더 강해진 느낌을 갖게 된다. 스트레스의 근원에 대해서도 한발 떨어져서 객관적으로 성찰할 수 있게 된다.

스트레스가 만성화되면 우울증이 된다

아무리 노력해도 정신적 긴장이나 감정적인 고통을 떨쳐버릴 수 없을 때가 있다. 세상에 대해 화를 내는 대신에 분노를 안으로 돌려서 스스로에게 화가 나서 견딜 수 없는 경우도 있다. 이런 과정을 살펴보면 분노에서 슬픔으로, 결국은 우울증으로 진행하는 경향이 있다.

미국인 중 15%는 일생에 한 번 정도 의학적 치료가 필요한 일회성 우울증을 경험하는 것으로 추정된다. 우울증의 원인은 스트레스에 국한되지 않는다. 유전적으로 우울증에 걸리기 쉬운 성향을 타고난 사람도 있다. 뇌 내부의 화학적 균형이 깨져 우울 상태에 빠지는 것이다. 최선의 환경에서 아무런 원인도 없이 발병하기도 한다. 하지만 일반적인 경우에는 그렇지 않다. 스트레스를 주는 사건들과 인체 내부의 생물학적 요인들이 결합하는 데서 우울증이 생겨나는 것이다.

나는 기억력 감퇴에 대해 걱정하고 우울해 하는 환자들을 많이 봐 왔다. 어떤 환자들은 기억력이 떨어져서 우울해지고, 우울해지니까 기억력이 더 떨어지는 악순환을 겪기도 한다. 이때 가족들이 환자를 걱정하게 되면 사태가 더 악화될 수도 있다. 환자에게 도움을 줄 수 있는 사람이 주변에 있으면 다행이지만 그렇지 않을 경우 스스로 도움을 찾아나서야 한다.

• • •

홀리는 어느 날 낮잠을 자다가 깼다. 그녀는 요즘 들어 거의 매일 낮잠을 잔다. 시계를 보니 5시 30분이다. 36년간 같이 살아온 남편이 퇴근해서 집에 올 때까지 한 시간 정도 남았다. 저녁은 스테이크다. '그런데 잠깐만……. 어제도 스테이크를 내놓지 않았나? 하지만 걱정할 건 없어. 어쨌든 칼은 만날 늦게까지 일하다 오잖아.' 저녁 8시에 홀리는 샤워하고 옷을 갈아입고 화장을 곱게 하고 식탁에 앉아 있었다. 스테이크는 식어가고 그녀는 졸음이 몰려왔다. 10시가 되자 마침내 칼이 귀가했다. 그는 홀리가 식탁 앞에 거의 시체

115

처럼 앉아 있는 것을 보고 충격을 받았다. "도대체 무슨 일이야?" 그는 소리를 질렀다. "오늘도 또 늦을 거였으면 전화 좀 해주지 그랬어요?" 홀리가 삐딱하게 되받았다. 칼은 조용히 웃음을 짓고는 머리를 흔들었다. "여보, 깜빡하는 증상이 점점 심해지는군. 내가 아침에 분명히 말했잖아. 오늘 저녁은 시내에서 고객과 먹기로 했다고. 정신과 의사라도 찾아가 봐야 되는 거 아냐?"

홀리의 눈에서 눈물이 흘러내렸다. 그녀는 남편에게 물었다. "여보, 내게 무슨 일이 일어나고 있는 거죠? 나는 왜 이렇게 뭐든지 잊어버릴까요? 왜 아무 것에도 정신을 집중할 수가 없죠? 나는 왜 항상 슬플까요?" 그녀는 도와 달라며 남편의 눈을 쳐다봤다. 칼은 냉담했다. "나 지금 전화할 데가 있어. 침실에 가서 좀 쉬지 그래."

다음날 홀리는 칼의 조언대로 정신과 의사를 찾아갔다. 의사를 만난 첫날, 홀리는 자신이 가벼운 우울증이라는 것을 알게 됐다. 기억력이 떨어진 이유는 우울증 탓이 크다는 설명이었다. 의사는 항우울증 약을 처방하고 앞으로 몇 번만 더 와서 상태를 체크하면 된다고 말했다. 병원을 나오면서 홀리는 구원을 얻었다는 안도감을 느꼈다. 그로부터 몇 주일이 지나면서 그녀는 기분도 나아졌고 기억력도 개선됐다. 하지만 집에 자주 들어오지 않는 칼은 불행하게도 이런 사실을 알 수 없었다.

금요일 아침에 칼은 여행가방을 챙겨서 현관으로 향했다. 홀리는 이미 외출복을 입고 헬스클럽으로 막 출발하려던 참이었다. 그녀는 칼의 짐을 보더니 통로를 가로막았다. 칼은 인상을 찌푸리며 말했다. "보기 좋네. 여보. 운동 좀 하라고. 그러면 기분이 나아질 거야. 일요일 저녁에 보자고!" 홀리는 깜짝 놀랐다. "그게 무슨 소리예요. 지금 어딜 가는데?" 칼은 홀리를 닦달했다. "이번에도 또 잊어버린 거야? 내가 화요일에 얘기했잖아! 주 전체 세일즈 회의가 지방에서 주말 사흘 동안 계속 열린다고! 제발 여보, 정신 좀 차려."

이 시점에서 홀리는 정상이었다. 그녀의 기억력이 아닌 뭔가 문제가 있었다. 남편이 바람을 피우고 있다는 사실이 드러났다. 또 홀리는 자신의 건망증을 이용한 남편의 수법도 알아차렸다. 거짓말을 하고는 오히려 그녀에게 덮어씌워 왔던 것이다. 홀리는 이혼하고 집과 자동차, 위자료로 챙겼다.

• • •

우울증 치료에는 힝우울 약물이 효과적일 수 있다(9장 참고). 하지만 상담 심리 요법 또한 강력한 방법이 될 수 있다. 피츠버그 대학의 찰스 레이놀즈 박사팀의 연구를 보자. 이 연구는 항우울제로 효과를 보고 있는 우울증 환자들을 대상으로 했다. 환자들의 1/3은 기존 약제를 투여하고, 1/3에는 플라시보(가짜 약)를 본인 모르게 투여했다. 나머지 1/3은 심리 요법을 받게 했다. 1년간 실험한 결과는 흥미로웠다. 항우울제를 계속 투여한 환자는 20%가 재발한 데 비해 플라시보를 투여한 환자는 80%가 재발했다. 한편, 심리 요법을 받은 환자는 50%가 재발했다. 플라시보보다 뚜렷이 효과가 좋다는 것이 입증된 것이다. 여기서 특기할 만한 점은 심리요법이 매월 한 차례, 한 시간씩만 시행됐다는 점이다. 이는 심층 심리 분석을 하기에는 턱없이 짧은 시간이다. 우울증 중에 일부 유형은 한 달에 한 차례 심리상담사를 잠깐 만나는 것만으로도 증세가 상당히 좋아진다는 말이 된다.

지속적으로 스트레스를 받은 사람들은 여러 가지 반응을 보인다. 어떤 사람들은 사전에 예정됐다는 듯이 우울해진다. 어떤 사람들은 불안한 상태가 되는 경향이 있다. 우울과 불안을 동시에 겪는 사람들도 있다.

질병으로서의 불안정은 다양한 유형으로 나타난다. 느닷없이 강력한 불안감이 엄습해 오는 것이 공황장애이다. 공황장애는 광장 공포증으로 진행하기 쉽다. 자신이 공격을 받을 수 있는 탁 트인 장소를 피하려고 하는 것이다. 증상이 심해지면 밖으로 나오지 못하고 집에만 갇혀서 산다. 강박증도 불안증의 한 유형이다. 이런 사람들은 스스로 원치 않는 강박 관념과 충동에 붙잡혀 있다. 손을 씻고 또 씻거나 현관문을 잠그고도 안심이 안 돼서 확인하고 또 확인하는 증상이 그 예다. 이런 병에 걸리면 정상적인 활동이 불가능해진다. 광범위하고도 지속적인 불안을 항상 느끼는 사람들이 있는가 하면 특정한 종류의 공포감에 집착하는 사람도 있다. 후자의 경우 공포의 대상은 일상생활의 어느 측면이라도 될 수 있다.

이런 병은 외부적인 스트레스와 내부의 생리적 요인이 복합적으로 작용해서 생긴다. 불안의 원인이나 유형이 무엇이든 간에 약물 치료와 특정 심리 요법으로 대개는 좋아질 수 있다. 이 같은 정신적인 질환 중에는 학습 및 기억 능력에 영향을 주는 것이 많다.

자신의 불안 수준이 너무 높아서 업무나 개인 생활에 악영향을 끼치고 있다고 생각되면 전문가의 도움을 받는 것이 좋다. 앞서 서술한 스트레스 경감 기법이 어느 정도 도움이 될 수 있지만 심각한 불안증이나 공포증은 심한 우울증 못지않게 위험하고 사람을 쇠약하게 한다.

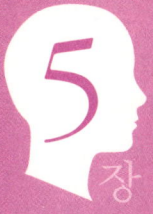

5장

머리가 좋아지는
두뇌 에어로빅

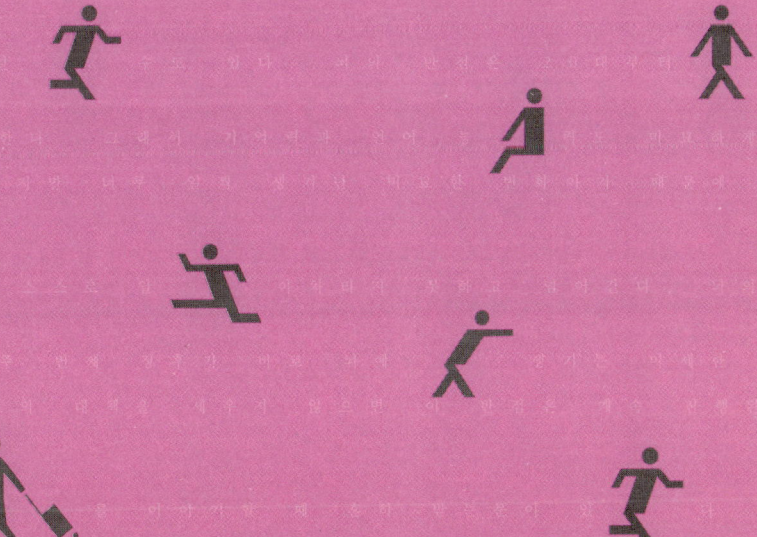

• • •

에스더는 사람들의 이름을 잘 외우지 못했다. 40대 초반이 되자 평생 그녀를 괴롭히던 문제가 더욱 악화됐다. 마케팅 업무로 바빴던 그녀는 30대 후반이 돼서야 아이를 가졌다. 그 결과 요즘은 어린애들을 여기저기로 태워다 주느라 분주하다. 축구 교실, 발레 레슨이다 해서 태워다 줘야 하는데 남편은 걸핏하면 출장을 가버린다. 에스더는 자기가 일을 처리할 수 있게 가족들의 스케줄을 조정하느라 머리가 터질 지경이었다. 이러니 업무상 새로 만나는 사람들의 이름을 제대로 외울 여유가 없을 수밖에.

에스더는 지치고 좌절한 상태로 내 연구실로 찾아왔다. 기억력이 저하되기 시작한 것이 문제였다. 그 때문에 만사가 엉망으로 망가져버릴까 봐 두려웠다. 생전 처음 겪는 두려움이었다. 자신 때문에 자신의 잘못으로 그렇게 되고야 말 것 같았다.

• • •

수백만 명의 베이비 붐 세대들이 노년에 접어들고 있다. 이들은 대개 에스더와 비슷한 문제를 겪고 있다. 에스더는 당장 기억력을 개선할 조치가 필요했고 삶을 좀더 효율적으로 관리하고 싶었다. 그래서 '두뇌 에어로빅' 프로그램을 선택한 것이다. 두뇌와 정신을 다시 활성화하기 위해서 말이다. 두뇌 에어로빅이란 두뇌를 훈련시키는 모든 정신 활동을 말한다. 윗몸일으키기를 하면 복근이 강화되듯이 두뇌 에어로빅은 정신 능력을 향상시킨다. 뇌세포의 힘과 활력을 증가시켜준다는 의미에서 에어로빅이나 다를 바 없다.

일단 기술을 터득하면 일상생활에서 쉽게 응용할 수 있다. 하지만 일상생활에서도 우리의 정신에 자극을 주고 두뇌를 활성화하는 방법이 있다. 조깅하는 사람들이 신체의 산소 흡입 능력을 향상시키려고 달리는 거리를 늘리듯이 우리도 두뇌 에어로빅을 다양화할 필요가 있다. 예컨대 십자말풀이, 지능 퀴즈, 몸짓으로 단어를 설명하는 제스처 게임, 그리고 퀴즈 프로 등이 여기에 해당된다.

모차르트 효과는 있다? 없다?

모차르트를 포함한 클래식 음악을 들으며 자란 아이는 그렇지 않은 아이에 비해 학습 능력이 나아진다는 연구 결과가 있다. 교육자들이 관찰한 바에 따르면, 아장아장 걷는 아이부터 10대 초반에 이르는 아이까지 모두 같은 경향을 보인다. 프랜시스 로셔 박사와 위스콘신 대학의 신경과학자들은 모차르트의 피아노 소나타를 듣는 것이 학생들의 인지 능력을 향상시킨다는 사실을 확인했다. 흥미로운 사실은 언어나 외국어 능력이 아니라 공간지각 능력이 나아진다는 점이다. 예컨대 종이 접기나 패턴 인식 분야에서 그렇다.

연구자들의 설명은 이렇다. '음악을 들으면 일시적으로 사고가 조직화된다. 또한 음악을 듣는 데 관련된 정신적 과정이 신경망을 활성화시킨다. 그런데 마침 이 신경망은 공간을 파악하고 추론하는 데에도 사용된다.' 모차르트의 음악은 심지어 대학생에게도 효과가 있다. 인지 능력 검사를 하면서 배경 음악으로 모차르트를 틀어주었더니 일부가 평소보다 높은 성적을 얻었다는 연구 결과도 있다.

모차르트 효과가 정말 존재하느냐에 대해서는 논란이 있다. 모든 학생에게 효과가 있는 것은 아니기 때문이다. 그렇더라도 음악이 종류에 따라 각기 다른 영향을 미친다는 것은 이미 알려져 있다. 심장박동 수와 혈압을 낮추고 사람을 차분하게 만드는 음악이 있는가 하면, 흥분시키는 음악도 있다. 음악 감상이 면역 기능을 활성화하고 통증을 줄여줄 수 있다는 사실은 이미 확인돼 있다. 많은 전문가들은 모차르트나 베토벤 등의 고전 음악 작품이 모든 연령대의 사람들에게 정신적으로 도움이 된다고 믿고 있다. 작품이 논리와 대칭성, 미학적 구조를 갖추고 있기 때문이라는 것이다.

보스턴의 베스 이스라엘 디코니스 의료센터에 있는 고트프리트 슐랑 박사와 게이저 크리스천 박사가 최근에 MRI 스캔으로 확인한 결과를 살펴보자. 이들의 관점은 이렇다. 어린 시절에 음악 훈련을 받았다면 당사자의 입장에서는 외부의 강력한 정신적인 요구를 받은 것과 같다. 이것이 어린이 뇌의 성장과 발달에 영향을 미치지 않았겠는가?

이들은 음악가 15명과 일반인의 뇌를 MRI로 촬영해 비교했다. 그 결과 음악가의 뇌는 회질(뇌세포가 모여 있는 뇌 표면의 회색 부분)의 부피가 현저하게 크다는 사실을 밝혀냈다. 회질 중에서도 일반인과 비교해 두드러지게 부피가 큰 부위가 있었다. 감성, 운동 기능, 기억과 관련된 곳이었다. 알츠하이머병에 걸리면 초기에 손상을 받는 기억 부위가 여러 곳인데 음악가에서 부피가 컸던 기억 부위가 그 중의 하나다. 물론 이것은 정황 증거에 불과하다. 하지만 어릴 때 음악 훈련을 받으면 나중에 알츠하이머병에 걸릴 위험이 줄어들 가능성이 있다고는 말할 수 있다.

음악을 들으면 기분이 좋아질 수 있다는 것은 우리 모두 알고 있다. 기분이 좋으면 정신 능력도 민감해진다. 우울한 사람은 매사에 관심이 없고 정신 집중도 잘 못하지 않던가? 음악 감상이 도움이 된다는 확정적인 증거는 없지만 가능성은 충분하다. 게다가 위험할 것도 없다. 그래서 나는 확신한다. 음악 감상은 우리 모두에게 권장할 만한 취미라고.

머리를 쓸수록 기억력은 좋아진다

찰스는 두 자녀를 키우는 47세의 신문기자다. 그는 UCLA 대학의 기억력 연구에 피실험자로 자원했다. 그는 취재한 내용의 세부 사항이 잘 기억나지 않아서 특집기사를 쓸 때 불편을 겪곤 했다. 그러다 보니 취재할 때 메모도 과거보다 두 배 이상 많이 해야 했다. 자세하게 써놓지 않으면 나중에 기억이 나지 않았기 때문이다.

다행히 그는 대학 시절에 십자말풀이에 심취한 적이 있었다. 졸업 후에는 시간이 없어서 그만둔 취미지만, 나는 기억력 개선 프로그램에 참여한 그에게 취미생활을 다시 시작하라고 권했다. 십자말풀이에 정신없이 빠져든 그는 6개월이 지나자 프로 수준이 됐다. 〈뉴욕 타임스〉 일요판에 실린 고난이도 문제를 초시계를 갖다 놓고 연필도 필요 없이 바로 볼펜으로 빈 칸을 채워나갔다. 그는 자신의 능력에 대한 자신감을 회복했고, 업무에 필요한 기억력도 전보다 나아졌다.

기계 공학 박사 학위를 갖고 있다고 해서 알츠하이머병에 걸리지 않는다는 보장은 없다. 전직 대통령, 노벨상 수상자, 핵 물리학자 등 누구라도 걸릴 수 있다. 하지만 정신적 활동을 많이 하면 알츠하이머병을 비켜갈 수 있다는 사실이 최근의 연구에서 속속 드러나고 있다. 예컨대 케이스 웨스턴 리저브 대학 연구팀의 조사 결과를 보면, 40~50대에 지적으로 활발하게 활동한 사람은 그렇지 않은 사람에 비해 알츠하이머병에 걸릴 확률이 1/3이나 낮았다.

여기서 지적인 활동이란 독서, 퍼즐 맞추기, 목공 일, 그림 그리기, 뜨개질, 보드 게임 등을 모두 포함하는 넓은 개념이다. 온종일 소파에만 앉아 있는 사람은 아무런 도움을 얻지 못했다.

영화 감상 같은 수동적인 활동은 알츠하이머 발병률을 낮추는 데 도움이 되지 않는다. 물론 재미있는 영화를 보는 것은 스트레스를 감소시키므로 기억력에 도움이 된다고 할 수 있다. 하지만 팝콘에 잔뜩 들어 있는 소금은 조심해야 한다(7장 참고).

러시 대학의 연구자들에 따르면 20대에 지적인 자극을 많이 받은 사람은 늙어서도 인지 능력이 더 좋은 것으로 밝혀졌다. 독서로 시간을 보냈거나, 지적인 자극을 주는 교육을 받았거나 그런 직업을 가졌던 사람은 나이가 들어도 기억력을 오랫동안 유지하는 경향이 있었다.

앞서 언급했듯이 또 다른 연구에서도 대학 교육을 마친 사람은 그렇지 않은 사람보다 늙어서 알츠하이머병에 걸릴 확률이 낮았다. UCLA 대학 연구팀은 이 주제를 조금 다른 각도에서 연구했다. 학력이 뇌의 노화를 방지해주느냐를 PET 스캔을 통해 알아본 것이다. 기억력이 정상이고 뇌 활동 수준이 높은 것은 4년제 대학 졸업 같은 젊은 시절의 학업과 관계가 있을까(제1장 참고)? 예상대로 결과는 인구 조사 결과와 같았다. 대학 졸업자는 기억력과 관련이 있는 핵심 부위의 활동이 학력이 낮은 사람에 비해서 활발했다.

이 같은 관찰 결과는 용불용설을 의미하고 있다. 뇌세포는 사용해야 퇴화되지 않고 잘 유지된다. 나이가 들어서도 마찬가지다. 물론, PET 스캔 결과는 날 때부터 건강한 뇌가 지금도 건강하다는 사실을 보여주고 있을 뿐인지도 모른다. 또한 더 건강한 뇌를 가지도록 유전적으로 프로그램이 돼 있기 때문에 대학에 진학할 수 있게 되었을 가능성도 크다.

솔크 연구소의 신경과학자인 프레드 게이지가 이끄는 연구팀의 실험 결과도 용불용설을 뒷받침한다. 갓 태어난 쥐들을 자극이 풍부한 환경과 단조로운 환경으로 나눠서 사육했다. 자극이란 쳇바퀴, 장난감, 다양한 먹이 등을 말한다. 자극을 많이 받은 쪽이 대조군에 비해 뇌의 해마 부위 기억 중추에 뉴런이 뚜렷이 더 많았다.

일리노이 대학의 그리노 박사도 유사한 결과를 제시했다. 자극이 풍부한 환경에서 키운 들쥐에서는 뇌세포가 새로 생겨났다. 단조롭게 키운 들쥐보다 신경세포 사이를 연결하는 시냅스도 더 많았으며 더 활동적인 뇌에 산소를 공급하도록 새로운 뇌혈관도 생성됐다.

미로 찾기를 비롯한 기억력 검사에서도 머리가 더 좋은 것으로 나타났다.

정신적인 자극을 평생 지속적으로 받는 것이 인간의 뇌에도 좋다는 것을 뒷받침하는 추가 연구도 있다. 65세가 넘은 노인을 정신적 · 육체적으로 활동적인 집단과 최근 4년 이상 별 활동이 없던 집단으로 나눠서 비교한 것이다. 활동적인 노인이 그렇지 않은 사람들보다 지능 검사 결과도 높았고 뇌의 혈액 순환도 원활했다. 교육을 더 많이 받고 전문 직업에서도 성공한 사람들의 뇌가 더 우수하다는 사실은 물리적으로도 확인됐다. 복잡한 추론과 관련된 뇌 영역에서 뉴런끼리의 연결 밀도가 높았던 것이다.

케이스 웨스턴 리저브 대학의 연구팀이 관찰한 내용도 흥미롭다. 두뇌를 많이 써야 하는 직업, 예컨대 관리직이나 변호사, 교수 등 전문직에 있던 사람은 나이가 들면서 비전문직 종사자들보다 기억력이 덜 감퇴했다. 이 같은 관찰이 용불용설과 일치하는 것은 사실이다. 하지만 다른 해석도 가능하다. 알츠하이머병에 걸릴 운명인 사람들이 애초에 정신을 덜 쓰는 직업을 택하도록 미리 정해져 있을 가능성도 있다는 것이다.

지금까지 제시한 연구 사례들의 결론은 정신적 자극, 즉 우리의 두뇌를 다양한 지적인 활동에 써먹는 일이 유용하다는 것이다. 기억력을 증진시켜주고 앞으로 뇌 기능이 저하되는 것을 막아주며,

뇌세포가 새로 자라도록 할지도 모른다!(얼마 전까지만 해도 신경세포는 새로 생성되지 않는다고 알려져 있었지만 최근 연구결과에 따르면 그렇지 않다. 70세가 넘은 뇌에서도 끊임없이 분열하며 새로운 신경세포를 만들어내는 것으로 밝혀졌다. 물론 죽어가는 세포보다 생성되는 세포가 더 적으므로 전체 뇌세포 수는 감소한다).

피트니스 센터의 트레이너들이 고객들에게 흔히 하는 조언이 있다. 교차 훈련을 하라는 말이다. 매일 똑같은 운동을 반복하지 말고 다양한 방식으로 근육을 훈련하라는 뜻이다. 교차 훈련은 운동선수들에게 새로운 도전의 기회이다. 지루함을 덜어주고 효과를 극대화시킨다. 예컨대 하루는 한쪽 근육들을 집중적으로 훈련하고 다음날은 다른 근육들을 훈련하는 것이다. 이러면 해당 근육들을 번갈아가며 쉬게 해주는 효과가 생겨서 스태미나를 증진시킬 수 있다.

신경과학자들은 사람의 두뇌에도 똑같은 원칙이 적용된다고 믿는다. UCLA 대학의 아놀드 시벨 박사는 우리의 두뇌가 새로움을 토대로 성장하는 방식을 다음과 같이 설명한다. "새로운 상황과 새로운 정신적 도전은 실제로 뇌의 망상체(뇌간의 중심부를 차지하는 수많은 신경핵으로 이루어진 그물 모양의 구조물. 의식 유지에 중요한 역할 담당)가 성장하도록 자극한다." 이처럼 뇌의 망상체에서 새로움을 추구하고 찾는 전문적 영역이 진화된 이유는 다음과 같이 추정할 수 있다. 원시시대의 우리 선조들에게는 자신을 해칠 위험한 동물이 숨어 있는 곳을 찾아내는 것이 생존과 적응에 필수적이었다는 것이다.

뇌를 혹사하지 말고 훈련시켜라

나의 오랜 테니스 친구는 '운동 중독증'이 있다고 내게 말한 적이 있다. 그는 운동 프로그램이란 프로그램은 죄다 찾아내서 실행하고, 심야 TV에서 광고하는 운동기구란 기구는 모조리 사들였다. 문제는 그가 모든 프로그램을 규정된 운동량을 초과해서 과도하게 많이 한다는 점이다. 그러다 보니 금세 부상을 입게 되고, 완쾌될 때까지 아무런 연습도 못하게 된다. 그 후에는 부상을 치료하는 새로운 운동 요법에 곧바로 매달리곤 한다. 그러다가 결국에는 또 다른 관절을 다치기 마련이다.

　뇌 훈련도 신체 단련과 같다. 아무리 좋은 것이라도 지나치면 해롭다. UCLA 대학의 우리 연구실에서는 무언가 기억하고 그것을 다시 끄집어내는 데 남들보다 훨씬 힘이 들고 노력을 많이 해야 하는 사람들이 있다는 것을 발견했다. 알츠하이머병에 걸리기 쉬운 특정 아포지단백(APOE-4) 유전형을 가진 사람들이다.

자원자들에게 생전 처음 해보는 컴퓨터 게임을 시킨 실험이 있다. 그리고 PET 영상을 촬영했더니 뇌가 활발히 활동하는 것으로 나타났다. 그러나 일단 게임에 익숙해지고 나자 게임 중의 뇌 활동은 극도로 적었다. 익숙한 과업을 수행하는 데는 예전만큼 머리를 쓸 필요가 없었다. 무거운 바벨을 드는 등 근육을 강화시키는 웨이트 리프팅을 할 때나 연습을 많이 한 뒤에 마라톤을 할 때나 마찬가지의 결과가 나타난 것이다.

이 같은 연구 결과는 뇌를 단계적으로 훈련시키면 예전보다 적은 노력으로, 실패도 줄이면서 일정한 수준의 능력을 발휘할 수 있다는 가능성을 말해주고 있다. 웨이트 트레이닝을 할 때 드는 무게를 조금씩 늘려 나가는 것과 같은 현상이 일어난다는 말이다.

뇌의 건강을 평생 유지하려면 정신적 자극과 두뇌 훈련이 좋은 방법이다. 이를 뒷받침하는 과학적 증거가 많다는 것은 이미 설명했다. 두뇌를 새롭게 훈련시키는 방식은 그것이 어떤 것이든 알츠하이머병의 발병을 막는 데 도움이 될 가능성이 크다. 훈련 방식은 대부분 돈이 별로 들지 않고 부작용의 위험도 없으며, 시도해볼 만한 가치가 있다.

두뇌 에어로빅 운동을 시작할 때 결정적인 주의 사항이 있다. 머리를 자극할 정도로 해야 하지만 결코 무리하지 말라는 것이다. 과제가 너무 어려우면 좌절해서 포기하기 쉽기 때문이다. 반대로 너무 쉬워도 쉽게 흥미를 잃고 무관심해지기 마련이다. 우리 UCLA팀이 인지 스트레스 검사를 통해 연구한 결과가 이를 말해준다. 조금만 어려운 기억력 훈련을 시키면 알츠하이머병이 아주 가벼운 환자들까지도(중증의 환자는 물론이지만) 탈락하고 마는 것이었다. 기억이 잘 안 돼서 좌절감을 느낀 나머지 뭘 외워야 하는지 어디까지 외웠는지 갈피를 잡지 못하게 된 탓이다.

우리 팀은 예전에 가벼운 기억력 장애가 있던 자원자들을 대상으로도 인지 스트레스 검사를 했었다. 그들에게서는 뇌의 기억력 센터가 잘 활동하고 있는 것이 관찰되었다. 하지만 가벼운 알츠하이머병 환자들을 대상으로 한 이번 실험에서는 결과가 달랐다. 기억력 시험 중인데도 기억력 센터가 활동하지 않고 있거나, 엉뚱하게도 감정을 관장하는 뇌의 부위가 활동하는 것으로 관찰됐다. 아마 힘에 부치는 기억력 훈련을 완수하려다가 좌절감을 느끼게 되었기 때문일 것이다.

• •

창조적 사고를 통한 두뇌 훈련 : 퍼즐

정보는 뇌세포에서 나뭇가지처럼 뻗어 나온 수십억 개의 수상돌기를 통해 전달된다. 수상돌기는 쓰지 않으면 쪼그라든다. 하지만 새롭고 창조적인 방법으로 훈련을 시키면 계속 활발하게 작동한다. 심지어 오래된 수상돌기가 죽어버린 다음에 놀랍게도 새로운 수상돌기가 자라나기도 한다.

뇌세포의 수상돌기를 훈련하고 가지를 더 뻗어 나가게 하는 방법이 많다는 것은 과학적으로 입증돼 있다. 심지어 신발 끈을 매거나 접시를 헹구는 사소한 일상 활동도 미세한 수상돌기의 입장에서는 체육관에 나가서 운동을 하는 것과 비슷할 수 있다. 신발 끈을 뒤로 묶거나 왼손으로 양치질을 해보라. 그것만으로도 뉴런 한두 개는 자극할 수 있다. 기본적으로 뇌를 자극하려는 의식적인 시도는 그것이 어떤 것이든 간에 뇌세포 사이의 연결을 새로 만들어낼 가능성이 있다.

자, 이제 퍼즐 게임과 두뇌 체조의 재미를 느껴볼 시간이다. 여기에 해결이 불가능할 것 같은 문제가 있다고 하자. 새로운 해결책을 찾아내려면 고정 관념을 뛰어넘어야 한다. 스스로에게 정신적 압박을 가해서 발상의 전환, 정신의 도약을 시키는 데 퍼즐의 묘미가 있다. 그 핵심은 긴장을 풀고 문제를 새로운 시각으로 바라보는 것이다. 우리는 어떤 이미지를 대하면 한 가지 방식으로만 해석하는 경우가 많다. 예컨대 다음의 그림을 보라.

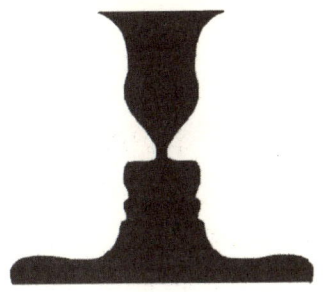

검은색 부분을 꽃병이라고 보지 말고 그것을 배경으로 생각하고 다시 한 번 들여다보라. 두 사람이 마주보고 있는 얼굴의 윤곽이 보일 것이다. 다음 그림에서는 검은 화살표가 먼저 보일 것이다.

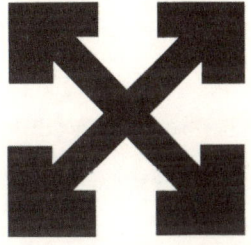

이번에는 그림을 다른 시각으로 보려고 노력해보라. 검은 화살표를 배경으로 생각하고 들여다보라. 검은 화살표와 다른 방향으로 흰색 화살표가 보이지 않는가? 우리는 고정 관념 때문에 사실을

있는 그대로 보지 못하고 왜곡할 때가 가끔씩 있다. 아래의 원을 보라. 위 그림의 직선이 아래의 직선보다 길어 보이지 않은가? 자를 가져와서 한번 재보면 둘 다 실제로는 정확히 같은 길이라는 걸 알 수 있다.

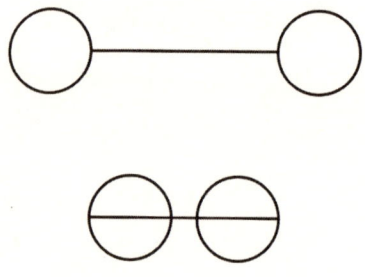

이런 그림들은 시각적 두뇌 체조의 기본 사례다. 여러분이 앞으로 하게 될 두뇌 에어로빅 훈련의 한 유형이다. 여러분은 매일 이런 훈련을 할 수 있고 또 해야만 한다. 갑자기 고물상에 가서 옛날에 가지고 놀던 루빅스 큐브(각 면을 9개(가로 3칸, 세로 3칸)의 정사각형 조각으로 나누고 이를 한 줄 씩 따로따로 돌려서 전체의 색깔을 원래대로 맞추는 정육면체 모양의 장난감)를 찾아보고 싶은 생각이 들지는 않는가?

두뇌를 훈련시키는 이유는 창조적인 사고력을 기르기 위해서다. 목표는 뇌세포를 자극하고 강화시키며 수상돌기를 건강하게 유지하고 가지를 계속 뻗어 나가게 하는 것이다.

두뇌 에어로빅 시작하기

멋진 체육복이나 비싼 운동 가방은 필요하지 않다. 편안한 슬리퍼와 흔들의자면 충분하다. 음악 감상이나 퍼즐 풀기, 컴퓨터 게임 등도 얼마든지 두뇌를 유연하고 강하게 만들어주는 두뇌 에어로빅이 될 수 있다. 물론 여기에는 전제가 있다. 우리의 고정 관념을 흔들고 새로운 해결책을 찾도록 우리에게 압력을 넣는 활동이어야 한다. 단순히 재미있고 즐거운 활동이라는 것만으로는 부족하다는 뜻이다.

잠깐만 시간을 내서 제 2장에서 했던 기억력 검사 결과를 한번 체크해보라. 훈련을 어느 수준에서 시작하는 것이 당신에게 가장 적합한지는 거기에 달려 있다. 그리고 실제 훈련을 할 때는 그 과정에서 자신이 받는 느낌을 종이에 써보도록 하라. 훈련이 어려워서 금세 좌절감을 갖게 되는지 체크해야 한다. 만일 그런 느낌이 들면 뒤로 돌아가서 좀더 쉬운 단계에서 다시 시작하면 된다.

정신을 자극하는 훈련이 효과가 있으려면 두 가지 요소가 필요하다. 하나는 도전할 가치가 있을 만큼 어려워야 한다는 것이고 또 하나는 즐기면서 할 수 있어야 한다는 것이다. 기대 수준을 합리적인 수준으로 맞추고 지나친 욕심을 피하도록 하라.

많은 전문가들은 정신적 자극이 뇌에 도움이 될 가능성이 크다고 믿고 있다. 하지만 도대체 어떤 자극이 그렇단 말인가? 최근에는 52세의 경험 많은 변호사가 나에게 상담을 했다. 이유는 두 가지였다. 최근에 기억력이 점차 나빠지는 데다 그의 집안 내력에 알츠하이머병이 있었다. 우선 정신 활동 수준을 측정해보았다. 그 결과 법정에서 처리하는 건수가 너무 많아서 스트레스를 겪고 있는 것으로 나타났다. 그의 뇌를 위해서 필요한 조치는 두뇌 에어로빅이 아니었다. 오히려 삶에서 받는 정신적 자극을 줄일 대책을 세우는 것이 필요했다. 그래서 우리가 주로 상의한 것은 그의 스트레스를 줄이는 것이었다. 두뇌 에어로빅을 검토할 때 주의할 점은 스트레스를 주지 않으면서 두뇌를 자극하는 방법이어야 한다는 것이다.

나는 이제 매우 다양한 두뇌 에어로빅 문제를 제시할 것이다. 난이도는 각각 다르다. 여러분은 혼자 힘으로 문제를 풀어야 한다. 어떤 수준, 어떤 유형의 문제가 자신에게 적합한지 확인하기 위해서다. 판정 기준은 정신적인 자극을 받으면서도 좌절감은 느끼지 않는 것이다. 어떤 종류의 문제가 자신의 두뇌에 효과가 있는지 일단 파악하게 되면 레퍼토리를 늘리기는 쉽다. 인터넷이나 도서관을 뒤져보면 얼마든지 다양한 퍼즐과 방법을 찾을 수 있다.

다음에 나오는 연습문제들은 초급, 중급, 고급의 난이도에 따라, 그리고 뇌의 어느 부분을 훈련하는가에 따라 분류할 수 있다. 대개의 오른손잡이는 대뇌의 우반구에서 시각 및 공간 영역을 담당하고 좌반구에서는 언어 및 분석 영역을 담당한다. 왼손잡이의 경우는 좌반구가 공간 영역을 담당하는 것이 보통이고 우반구는 언어 영역을 담당한다. 좌반구와 우반구를 모두 훈련시키는 것이 가장 좋다. 두뇌 에어로빅 프로그램도 좌반구와 우반구를 번갈아가면서 시행하면 더욱 이상적이다.

　일상생활의 실제적인 문제는 직업, 가족, 건강 등이다. 우리의 신경은 이런 문제에 대처하는 데 쏠릴 수밖에 없다. 그렇지만 퍼즐을 풀거나 정신을 자극하는 게임을 즐길 시간은 대개 있기 마련이다. 바로 이런 즐기는 시간을 활용하면 두뇌 에어로빅 프로그램을 상당한 기간 동안 계속할 수 있다.

초급 연습문제

몸풀기문제

자신의 이름을 왼손으로 써보라(왼손잡이라면 오른손으로). 그리고 양손
에 모두 연필을 쥐고 동시에 자신의 이름을 써보라.

우뇌 훈련

❶ 아래 그림에는 정사각형이 모두 몇 개 있는가?

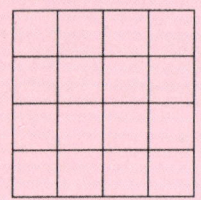

❷ 빈자리에 알맞은 그림을 A, B, C 중에서 한 개 고르시오.

 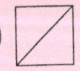 　　A 　B 　C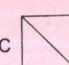

❸ 왼쪽에 있는 물체와 일치하는 것을 오른쪽 A, B, C 중에서 고르시오.

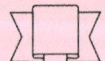　　　　A 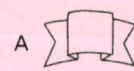　B 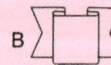　C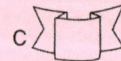

140

❹ 이쑤시개 5개를 가지고 아래 그림과 같은 모양을 직접 만들어보시오. 이쑤시개 배열을 달리해서 숫자 16을 만들어보시오. 단, 이쑤시개를 부러뜨리지 말고.

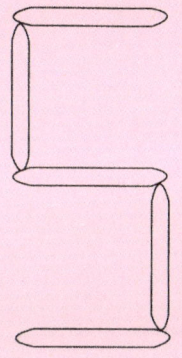

❶ 연못에 핀 수련은 매일 2배로 늘어난다. 앞으로 20일이 지나면 연못이 수련으로 가득 차게 된다. 수련이 연못의 반을 채울 때까지 지금부터 며칠이나 걸릴까?

❷ 다음 중 어울리지 않는 단어를 골라라.
　고양이　원숭이　고래　쥐　상어

❸ 아래 수열의 마지막에 들어갈 숫자는?
　36　25　16　9　-

❹ 아래의 사각형 속에서 다른 것들과 어울리지 않는 숫자나 문자를 고르시오.

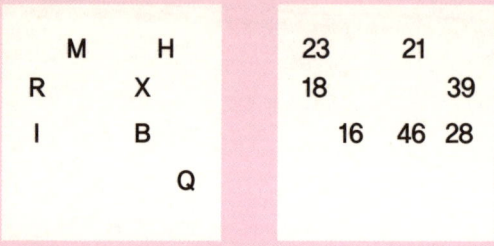

뇌 전체 훈련

❶ 서랍에서 양말 한 켤레를 꺼내야 하는데 방안은 칠흑처럼 어둡다. 서랍 속에는 푸른 색 양말 10짝, 갈색 양말 10짝이 있다. 짝이 맞는 한 켤레를 갖추려면 최소한 몇 짝을 가져와야 하는가?

❷ 영수는 순희의 뒤에, 순희는 영수의 뒤에 서 있다. 어떻게 이런 일이 가능할까?

초급 연습문제 해답

우뇌 훈련

❶ 30개(도형 안에 있을 수 있는 모든 정사각형의 조합을 생각하라).

❷ C

❸ B

❹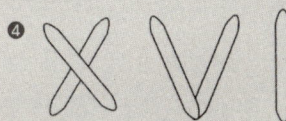
(로마 숫자)

좌뇌 훈련

❶ 연못을 다 덮을 때까지 20일 걸린다. 그러므로 연못의 절반을 덮는 데는 19일 걸린다.

❷ 상어. 나머지는 모두 포유류다.

❸ 4. 앞의 숫자들은 모두 6, 5, 4, 3의 제곱수이므로 그 다음은 2의 제곱수가 들어간다.

❹ 첫째 상자에서는 'ㅏ'가 유일한 모음으로 답이 된다.[한글로 바꿀 것] 둘째 상자에서는 23이 답이다. 2나 3으로 나누어 떨어지지 않는 유일한 숫자이기 때문이다.

뇌 전체 훈련

❶ 3짝. 첫째 양말이 푸른색이고 둘째 양말이 갈색이면 세 번째 양말은 앞의 두 가지 중 하나와는 같은 색일 수밖에 없다.

❷ 영수와 순희는 서로 등을 돌리고 서 있다.

중급 연습문제

다음 문제들은 좀더 어렵다. 문제가 어려운지 아니면 재미있는지 몇 개
를 먼저 풀어보라.

몸풀기문제
종이 한 장과 볼펜 두 자루를 준비하라. 양손에 볼펜 한 자루씩을 쥐고
왼손으로 성을, 오른손으로 이름을 쓰되 동시에 쓰도록 하라. 요령을
터득하면 이번에는 반대로 해보라. 왼손으로 이름을, 오른손으로 성을
동시에 써보라.

우뇌 훈련
❶ 동그라미 10개로 다음 그림과 같은 삼각형을 만들었다. 동그라미 3
개를 움직여서 삼각형의 위 아래를 바꿔보라.

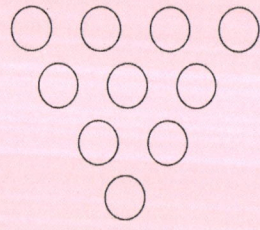

❷ 다음 그림의 점 9개 위를 모두 지나가도록 직선 4개를 그어라. 직선
은 서로 이어져 있어야 하며 같은 점 위를 두 번 이상 지나가서는 안
된다. 두세 번 시도해서 실패했다면 다시 한 번 생각해보라. 자신이

144

무의식적으로 어떤 제약 조건을 설정해놓았기 때문에 문제를 풀지
못하는 것이다.

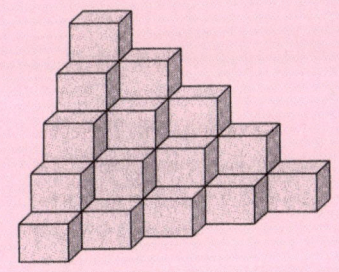

❸ 다음 그림과 같이 상자들이 아래로부터 위로 쌓여 있다. 상자는 모
두 몇 개인가? 그림에서 보이지 않는 상자까지 세어보라.

❹ 왼쪽 그림을 들여다보라. 오른쪽 그림 중 한 개는 왼쪽 그림을 돌려
놓은 것이다. A, B, C 중 어느 것인가?(입체적으로 생각하지 말고 평면
그대로 생각하라)

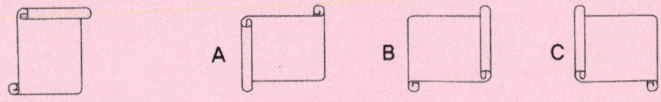

❺ 다음에 6개의 동그라미가 있다. 그 중 한 개만 옮겨서 두 줄을 만들어라. 한 줄당 동그라미는 4개씩이 들어가야 한다.

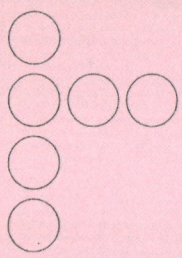

❶ 두 음절로 된 동물 이름을 8개 이상 열거하라.

❷ 아래의 글자들은 세 개의 단어를 섞어 놓은 것이다. 원래의 단어 세 개는 무엇인가?

뚝술코   배미끼   기리관

❸ 아래 단어들의 공통점은 무엇인가?

이순신   신사임당   이율곡   다보탑   이황   세종대왕

❹ 다음 단어를 시작으로 2음절로 된 끝말잇기를 20번 이상 하라.

학교

❺ 한글 ㄱ, ㄴ, ㄷ, ㄹ, ㅁ, ㅂ, ㅅ, ㅇ, ㅈ, ㅊ, ㅋ, ㅌ, ㅍ, ㅎ으로 각기 시작되는 나라 이름을 하나씩 열거하라.

❻ 다음 단어 중에서 다른 단어들과 어울리지 않는 단어는 어느 것인가?

서울 광주 울산 전주 강릉 대구 종로

뇌 전체 훈련

경찰관 두 명이 일방통행 도로를 순찰하면서 교통 법규를 위반하는 운전기사를 단속 중이다. 이때 일방통행 반대 방향에서 내려오고 있는 버스 운전기사가 나타났다. 그런데도 경찰관은 아무 조치도 취하지 않았다. 어떻게 된 건지 설명해보라.

중급 연습문제 해답

우뇌 훈련

❶

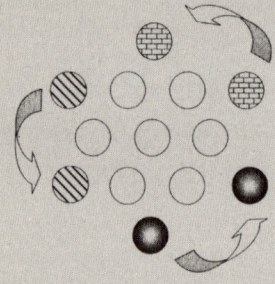

❷ 점선 연결 퍼즐은 공간에 대한 무의식적 전제를 버려야 풀 수 있다.

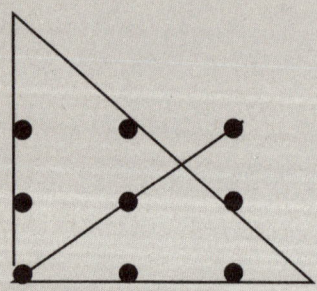

❸ 35개. 15개는 보이고, 20개는 안 보인다.

❹ C

❺ 다음 그림에서 보듯이 왼쪽 동그라미를 중앙에 있는 동그라미 위에 올려놓으면 된다.

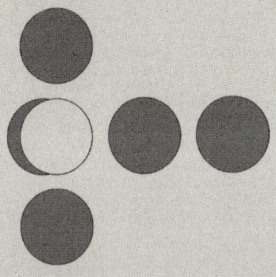

좌뇌 훈련

❶ 돼지, 고래, 낙타, 기린, 타조, 참새, 상어, 사슴(더 많은 답이 있음)

❷ 뚝배기, 미술관, 코끼리

❸ 화폐

❹ 정답 없음

❺ 가나, 네덜란드, 대만, 라오스, 미국, 브라질, 스웨덴, 이집트, 자메이카, 칠레, 쿠바, 터키, 핀란드, 호주(더 많은 답이 있음)

❻ 종로, 다른 단어는 행정구역 단위가 시(市)다.

뇌 전체 훈련

버스 운전기사는 운전 중이 아니라 보행 중이었다. 따라서 교통 법규를 위반한 것이 없다.

위의 문제들을 풀고도 정신적으로 지치지 않았다면(나라면 지쳤을 것이다) 당신은 두뇌 에어로빅 게임에 선수급이다. 그러면 곧바로 고급 단계로 넘어가도 좋다.

고급 연습문제

몸풀기문제

연필과 종이가 필요하다. 종이를 들어서 이마에 붙여라. 그런 다음 종이 위에 이름을 써라. 결과를 보라. 그 다음에는 거울 앞에서 똑같은 작업을 해보라.

우뇌훈련

❶ 다음의 도형 중 다른 것과 공통점이 없는 도형은 어느 것인가?

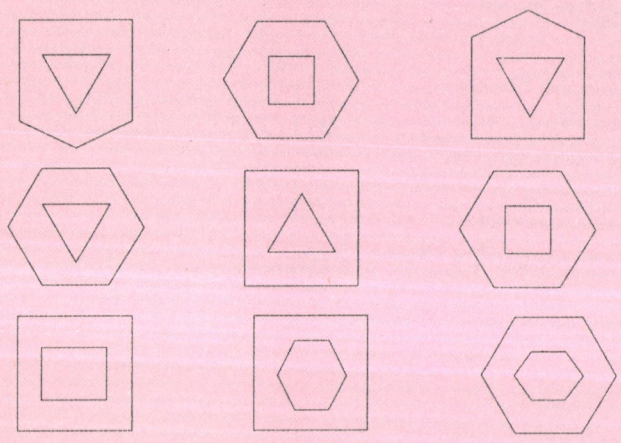

❷ 순서에 따라 다음 자리에 와야 할 사각형을 A~F 중에서 골라라.

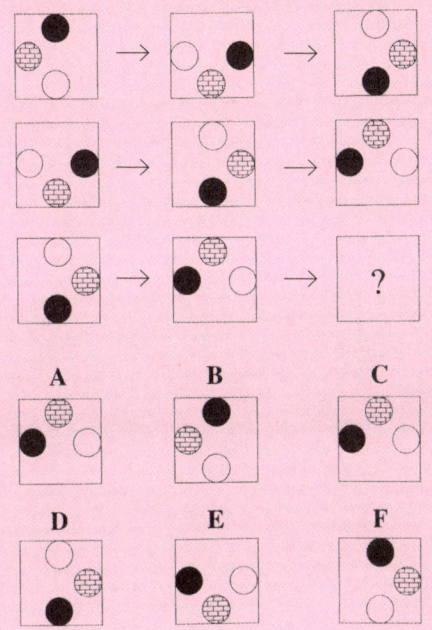

A   **B**   **C**

D   **E**   **F**

❶ 다음의 숫자들 중에서 네 개만 골라서 동그라미를 쳐라. 네 숫자의
  합이 12가 되도록 하라.(창의적 사고를 필요로 하는 넌센스 문제)

1	6	1
6	1	6
1	6	1
6	1	6

❷ 다음의 문장에서 17개의 글자를 빼면 친숙한 가전제품을 뜻하는 단어가 생긴다. 그 단어는 무엇인가?

은행에서세금을내고기름과탁자용꽃병을샀다

뇌 전체 훈련

❶ 두 기차역이 50km 떨어져 있다. 어느 토요일 오후 2시에 각 역에서 두 기차가 마주보고 출발했다. 기차가 역을 떠나는 바로 그 순간에 새 한 마리가 한 기차 앞에서 공중으로 날아올라 맞은편 기차를 향해 날기 시작했다. 새는 맞은편 기차에 도달하면 되돌아서 다시 처음의 기차로 날아온다. 새는 두 기차가 만날 때까지 이렇게 하기를 계속한다. 두 기차가 모두 한 시간에 25km를 달리고 새는 한 시간에 100km를 난다면, 두 기차가 만나기 전에 새는 몇 km를 날까?

❷ 퇴근해서 돌아와보니 TV가 켜져 있다. 당신은 켜놓고 나간 기억이 없다. 그래도 TV를 끄고 별일 아니라고 생각했다. 며칠 뒤에 똑같은 일이 일어난다. 그 다음 몇 주 동안 이런 일이 더 자주 일어나다가 갑자기 중단된다. 그래도 별일 아니라고 생각하고 넘어간다. 그런데 몇 달이 지난 지금, 똑같은 일이 반복된다. 이 사건의 세부 사항은 다음과 같다.

· 외출할 때 집안의 모든 문과 창문을 잠가 놓았다.
· 집안에 외부인이 침입한 흔적은 없다.
· 당신이 나가 있는 동안 집안은 비어 있다. 금붕어 한 마리뿐이다.
· TV 리모컨의 배터리가 한동안 죽어 있었다.
· TV가 저절로 켜져 있을 때 나오는 채널은 불규칙적이다. 드라마, 뉴스, 오락 프로 등 아무거나 나온다.

- TV가 있는 방은 집 꼭대기에 있는데 어느 쪽 창문으로 밖을 봐도 인근에 건물이나 집, 구조물 같은 것은 눈에 띄지 않는다.
- 집안은 다른 기구들에서는 이런 현상이 나타나지 않는다.
- 집안의 전기 배선이나 전압 등에서는 이상이 없다.
- TV는 아직 보증 수리 기간이 지나지 않았다. 최근에 전문가가 자세히 검사했지만 이상이 없었다.

자, 여러분의 TV는 외계인이 와서 보고 가는 것일까? 아니면 좀더 평범하고 합리적인 설명이 가능한가?

❸ 옷장 서랍 속에 검은 양말과 흰 양말이 각각 4대 5의 비율로 섞여 있다면, 같은 색의 양말 두 짝을 꺼내기 위해서는 몇 개의 양말을 꺼내봐야 할까?

❹ 아프리카로 여행간 부부 3쌍(마이클과 제인, 토머스와 그레이스, 리처드와 린다)이 사냥을 떠났다. 도중에 커다란 강이 있어서 건너야만 한다. 배는 발견됐으나 한번에 두 명밖에 탈 수가 없다. 남자들은 다들 질투심이 심해서 누구도 본인은 없는 상황에서 자기 부인이 외간 남자와 남아 있는 것을 참지 못한다. 이들은 어떻게 강을 건널 수 있을까?

❺ 여기에 방이 하나 있다. 방안에는 전구가 하나 달려 있다. 방문은 닫혀 있고 전구 스위치는 바깥에 있다. 문제는 스위치가 세 개라는 점이다. 어느 것이 방안의 전구를 켜는 스위치인가?(조건 : 스위치는 한번에 하나씩만 조작할 수 있지만 조작 횟수에 제한은 없다. 방문을 열고 방안으로 들어갈 수 있는 기회는 단 한 번뿐이다. 처음에 방안의 전구는 꺼진 상태다)

고급 문제 해답

우뇌 훈련

❶ 안에 있는 도형의 변의 숫자가 바깥에 있는 도형의 변의 숫자보다 많은 것은 하나뿐이다.

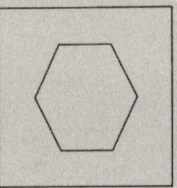

❷ B. 검은 원과 흰 원은 시계 방향으로, 벽돌 무늬 원은 시계 반대 방향으로 한 단계씩 움직인다.

좌뇌 훈련

❶ 숫자표의 아래 위를 거꾸로 놓고 보면 된다.

9　　1　　9

①　⑨　①

9　①　9

1　　9　　1

❷ 세탁기

뇌 전체 훈련

❶ 두 기차가 만나기 위해서는 1시간을 달려야 하므로 새는 100km를 난다.

❷ 범인은 태양이다. 당신의 방은 서향이라서 일년 중 어느 시기에는 지는 태양의 광선이 정확하게 TV의 리모컨 센서에 비치게 된다. 리모컨은 적외선으로 작동한다. 그런데 TV의 센서가 태양 광선의 특정한 주파수를 리모컨의 적외선 신호로 해석하는 것이다. TV가 켜지고 꺼지고, 채널이 바뀌는 이유다. 당신이 집에 들어오면 석양 빛을 가리기 위해 커튼을 치기 때문에 이런 일은 일어나지 않는다.

❸ 3짝

❹ 마이클과 제인이 먼저 건너갔다가 마이클이 돌아온다. 그레이스와 린다가 건너가고 그 배로 제인이 돌아온다. 토머스와 리처드가 건너가고 토머스와 그레이스가 돌아온다. 마이클과 토머스가 건너가고 린다가 돌아온다. 제인과 그레이스가 건너가고 리처드가 돌아온다. 마지막으로 리처드와 린다가 건너가면 된다.

❺ 1번 스위치는 가만 둔다. 2번 스위치를 누른 뒤에 한 시간이 지나면 원위치시킨다. 그 다음에 3번 스위치를 누른다. 그리고 방안에 들어가 본다. 불이 켜져 있으면 3번 스위치가 맞다. 꺼져 있지만 전구가 따뜻하면 2번 스위치가 맞다. 켜져 있지도 따뜻지도 않으면 1번 스위치가 맞다.

두뇌 에어로빅 프로그램 만들기

정신적 활동은 마음을 섬세하고 민첩하게 한다. 이 같은 도전을 해 나가는 데는 다양한 방법이 있다. 새로운 취미를 알아보거나 외국 어를 배우거나 악기 연주를 하는 것도 좋은 방법이다. 독서를 할 때 도 연애소설보다는 추리소설을 읽는 것이 뇌를 활성화시킬 가능성 이 크다.

지금까지의 연습문제를 통해 자신에게 맞는 수준을 알게 되었을 것이다. 시간을 두고 기억술을 개발하다 보면 더 높은 수준을 시도 해볼 수 있다.

6장

뇌를 활성화하는
기억의 기술

자전거 타기, 타자, 셔츠 다림질 등은 모두 기술에 속한다. 살아가면서 배우는 이 같은 기술을 우리는 당연한 것으로 여긴다. 그렇지만 다림질을 하기 위해서도 쉬운 단계부터 차근차근 익혀야 더 복잡한 활동을 배울 수 있다. 기억술도 마찬가지다.

기억술은 체계적으로 배울 수 있으며 또한 일상의 반복적인 활동에서 얼마든지 응용할 수 있다. 3장에서 우리는 '보기, 찰칵, 결합'이라는 기억술 훈련의 기본을 배우면서 기억력이 얼마나 쉽게 향상될 수 있는지를 알았다. 이런 기술들을 쉽게 활용할 수 있게 됐다면 이제는 다음 단계로 넘어갈 차례이다.

산만한 생활을 조직화하라

학창 시절 어느 교수가 내게 UCLA 대학에 있는 유명한 과학자 이야기를 들려준 적이 있다. 그 과학자가 그 같은 업적을 이룰 수 있었던 것은 '매우 조직적'이었기 때문이라는 것이다. 이 표현은 매우 인상적이었다. 그가 영리하고 창의적이며 통찰력이 있으면서 학구적이라는 말이 아니었기 때문이다. 교수는 단지 그 과학자가 '조직적'이라고 말했던 것이다.

켄과 론다 부부는 30대 중반까지는 아이를 갖지 않았다. 둘 다 광고 분야에서 한창 잘 나가고 있었기 때문이다. 몇 년 후 벤과 니키가 태어나자 론다는 직장을 그만뒀다. 40대 중반의 그녀는 요즘 눈코 뜰 새 없이 바쁘다. 집안일 하랴, 아이들 키우랴, 부부가 동반하는 사교 모임에 참석하랴, 그러고도 수많은 허드렛일들을 처리해야 했다.

그러던 어느 날 론다의 친정어머니가 엉덩이뼈 골절상을 입게 되었다. 78세의 어머니는 혼자 힘으로 얼마든지 생활할 수 있는 분이었지만 골절상을 입자 사정이 달라졌다. 병원 진료, 약물 치료, 장 보기, 기타 수많은 일들을 처리해줄 사람이 필요했다. 그럴 사람은 론다뿐이었다.

론다는 자다가 한밤중에 두세 번씩 깨기 시작했다. 걱정 때문이었다. 내가 할 일을 빠트린 게 없을까? 끝마치지 못한 일이나 제대로 처리하지 못한 일은? 그녀는 아이들과 남편 그리고 어머니에게 시간을 충분히 할애하지 못한 데 대해 항상 죄의식을 느꼈다. 그녀는 늘 시간이 모자랐다.

결국 론다의 기억력에 문제가 생기기 시작했다. 아들을 농구 교실에서 데려오는 것을 깜빡했다. 초등학교 2학년인 딸의 학예회 행사에 론다가 나타나지 않자 딸은 도저히 달랠 수 없는 상태가 되어버렸다. 한번은 남편이 중요한 고객을 집으로 저녁식사를 초대했는데,

론다는 그 사실을 까맣게 잊고 있었다.

론다는 이제 완전히 지쳐버린 상태였다. 체중도 줄고, 점점 안절부절 못하는 사람으로 변해갔다. 론다는 어머니와 말다툼을 자주 했다. 사태는 점점 심각해지고 있었지만 그녀는 어떻게 할 수 없었다. 론다는 우울해졌고 기억력도 더 떨어졌다. 남편의 설득으로 론다는 전문의를 찾아갔다.

진료실에서 그녀는 자제심을 잃고 울음을 터뜨렸다. "나는 실패자예요. 예전에는 성공적으로 회사를 운영했었는데 이제는 집안일도 제대로 처리하지 못하게 됐어요."

전문의는 그녀가 심각한 스트레스를 받고 있는 데다 우울증 증세가 보인다고 말했다. 그리고 우울하면 흔히 기억력이 저하된다고 덧붙였다. 보통은 이런 경우에 항우울제를 처방하기 쉬웠다. 하지만 의사는 다르게 생각했다. 론다가 안고 있는 문제는 대부분 어머니의 골절상과 함께 시작되었기 때문이다. 안 그래도 할 일이 쌓여 있는데 돌봐야 할 사람이 갑자기 늘어난 게 사태를 악화시켰던 것이다. 예전에 회사를 경영하던 시절에도 매일같이 시간 단위가 아니라 분 단위로 빽빽하게 스케줄을 짜야 했지만 기억력에는 전혀 문제가 없었다. 의사는 여기서 실마리를 찾았다. 회사 업무를 보던 과거에는 아주 잘 짜여진 스케줄, 곧 일정표가 있었다! 따라서 지금의 생활에도 비슷한 일정표가 필요했다.

론다는 의사의 말에 공감하고 조직적으로 생활을 꾸려나가기 시작했다. 그녀는 집으로 돌아가서 매일 처리해야 할 일의 목록을 만들고 이를 장소와 우선순위에 따라 분류했다. 옛날에 쓰던 것과 같은 스케줄 관리 수첩을 사서 다음 주 행동 계획을 짜기 시작했다. 론다는 힘을 되찾았다. 기억을 위한 도구로서 스케줄 수첩에 의존해야 하지만 이것은 과거에 이미 경험했던 조직적인 생활로 되돌아가는 것이다. 이런 익숙함이 도움이 됐다. 실제로 수첩을 보지 않더라도 약속을 기억해내는 일이 더 쉬워졌던 것이다. 론다는 점점 항우울제 같은 것은 필요 없게 됐다.

• • •

조직화란 정보를 구조와 형태와 속성에 따라 체계적으로 배열하는 과정을 의미한다. 일상적인 활동을 조직화할 수 있느냐 없느냐는 인생에서 성공과 실패를 가늠하는 기준이 된다.

정보를 뚜렷한 패턴에 따라 소직화해놓으면 저장하거나 다시 꺼내기에도 매우 편리하다. 기억 기술을 조직화하는 데 유용한 기법 중 하나가 집단화이다. 무질서하게 엉켜 있는 항목들을 서로 공통점을 가지고 있는 몇 개의 집단으로 나눈다는 말이다. 장을 볼 때 사야할 것이 6개가 있다고 치면 시리얼 세 종류, 유제품 세 종류로 분류하는 것이 아무 분류를 하지 않은 것보다 외우기 쉽다는 뜻이다.

다음 그림에는 흔히 장보는 식품이 나와 있다. 위의 그림처럼 무질서하게 외우기보다는 아래처럼 과일 세 가지, 육류 세 가지로 분류하면 훨씬 쉽게 기억할 수 있다.

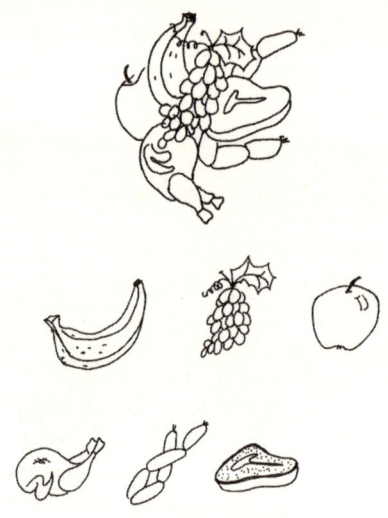

4가지 조직화 훈련
1_ 다음의 12개 항목을 3개의 그룹으로 분류하라.

망치   당근   골프채
못   굴렁쇠   메스
오이   파슬리   양배추
야구   스톱워치   볼트
위의 리스트를 보지 말고 각 그룹의 항목들을 기억해보라.

2_ 정보를 작은 집단이나 조각으로 분리하는 것이 요령이다.

예컨대 7자리 숫자를 한꺼번에 기억하는 것보다는 두세 자리의 숫자 덩어리 3개로 나눠서 기억하는 게 더 쉽다. 8252291보다는 82-52-2910 쉽다는 뜻이다. 휴대전화에서 아무 사람이나 전화번호를 찾아보라. 번호를 한 번 읽은 다음 휴대전화를 닫아라. 그 번호를 큰소리로 말해보라. 어려운가? 대부분의 사람들에게 어려운 일이다. 책을 열고 다시 번호를 들여다보라. 이번에는 번호를 3개의 작은 덩어리로 나눠라. 이 숫자들을 큰소리로 말해보라. 기억하기가 더 쉬울 것이다.

3_ 다음의 항목들을 4가지 범주로 분류하라.

자외선 차단제	계산 자	메모리
디스켓	술잔	주판
셔터	술병	물병
계산기	마스크	메인보드

1번 문제의 3가지 범주와 이번 문제의 4가지 범주를 모두 기억할 수 있는지 확인하라. 단, 다시 들여다보지 않아야 한다.

4_ 신용카드 번호를 덩어리 단위로 나눠서 암기해보라.

∙ ∙

연속 숫자를 기억하는 못 박기 방법

휴대전화나 팩스, 이메일 등이 등장하면서 불편해진 것은 알아두어야 할 정보가 너무 많아졌다는 점이다. '전자수첩이나 전자식 전화번호부가 얼마든지 있는데 그런 숫자들을 외울 필요가 뭐 있는가?

내 가방에도 있는데······.'라고 말할지 모른다.

하지만 지금 전자수첩이 옆에 없고 상사에게 당장 전화를 해야할 상황이라면 어찌하겠는가? '못 박기' 방법을 활용하면 상사의 휴대전화 번호를 다시는 잊어버리지 않게 외울 수 있다.

못 박기란 전화번호나 주소 등에 나오는 연속 숫자를 구체적인 영상으로 암기하는 방법이다. 숫자를 그냥 기계적으로 외우는 방법과 구별된다. 대못으로 물건을 찔러서 고정시키는 것과 마찬가지로 못 박기 방법은 정보를 고정시켜준다.

못 박기는 앞장에서 배운 '보기, 찰칵, 결합'의 연결법에 의지하고 있다. 연결법은 정보를 원래의 순서대로밖에 외울 수 없는 데 비해 못 박기 방법은 자신이 원하는 순서대로 암기하는 방법을 제공한다는 점이 다르다.

못 박기를 배우려면 노력이 필요하다. 하지만 일단 숙달되면 숫자를 기억하는 데 기억이 희미하다든가 불확실하다든가 하는 일은 결코 없을 것이다. 전화번호나 현관 비밀번호, 신용카드 번호와 유효 기간 등 뭐든지 마찬가지다. 못 박기 방법이 배우기 힘들고, 이미 배운 '보기, 찰칵, 결합'의 연결법으로 충분하다고 생각하는 사람은 다음 장으로 넘어가도 좋다.

못 박기를 사용하려면 10개의 단순한 이미지를 시각화해서 외워야 한다. 각각의 이미지는 0부터 9까지의 숫자를 대신한다. 방법은 간단하다. 1은 ㄱ, 2는 ㄴ, 3은 ㄷ, 4는 ㄹ, 5는 ㅁ, 6은 ㅂ, 7은 ㅅ, 8은 ㅇ, 9는 ㅈ, 0은 ㅊ으로 바꾼다. 그 다음에는 각각의 자음으로 시작되는 선명한 이미지들을 하나씩 할당하면 된다. 아래 표를 보자.

자신의 취향에 따라서 얼마든지 새로운 이미지를 만들어서 쓸 수도 있다. 숫자 1을 기억하는 데 곰 대신에 기린을 넣어도 좋다. 뭐든 쉽게 떠오르는 선명한 이미지면 된다. 그리고 각각의 이미지 사이에 혼동의 우려만 없으면 된다. 곰과 낙타, 달걀과 라리오, 오징어와 주전자는 서로 헷갈릴 염려가 없으니까 괜찮다.

숫자	단어	자음
1	곰	ㄱ
2	낙타	ㄴ
3	달걀	ㄷ
4	라디오	ㄹ
5	미라	ㅁ
6	병	ㅂ
7	사람	ㅅ
8	오징어	ㅇ
9	주전자	ㅈ
0	치약	ㅊ

못 박기 단어는 또한 세부 사항이 뚜렷할수록 좋다. 다시 말해서 곰이라면 털의 색깔, 주전자라면 어떤 색깔에 어떤 모양인지 떠올리면 기억하기가 더 좋다. 못 박기 단어와 연결법을 함께 사용하면 더욱 효과적이다. 못 박기 단어로 거래처 직원의 전화번호를 외워 보자.

02-586-4173(내선번호)

못 박기 단어 순서는 다음과 같다.

치약→낙타→미라→오징어→병→라디오→곰→사람→달걀

'못 박기 단어를 이야기 순으로 연결하면 다음과 같다. '치약을 낙타가 먹었다. 이때 미라가 오징어 한 마리와 병을 들고 나타났다. 라디오에서는 곰이 노래를 부르는 소리와 사람이 달걀을 깨는 소리가 들려왔다.'

물론 이런 일이 현실에서 일어나지는 않는다. 하지만 그것이 더 좋다는 점을 기억하라. 만들어낸 이미지가 기괴하고 정상을 벗어나고 생생할수록 기억하기는 더욱 쉽다. 위의 이미지 결합 방식은 나의 마음에 맨 먼저 떠오른 연상이다. 그리고 대개 처음 떠오른 연상이 제일 오래 남는 연상일 가능성이 크다. 앞에 나온 못 박기 단어들을 다시 한 번 들여다보고 암기한 다음 연습문제를 만들어 풀어보라.

못 박기 방법 연습문제

1_ 생일. 친구의 생일을 써 보라. 예컨대 1967년 9월 21일. 그에 맞는 못 박기 단어를 찾아서 이야기를 꾸며보라. 우습고 생생한 이미지일수록 좋다. 똑같은 방법으로 동료나 친척 두 사람의 생일을 기억해보라.

2_ 전화번호. 못 박기 방법으로 당신이 모르는 전화번호, 예컨대 자주 가는 식당, 커피숍, 슈퍼마켓 등의 전화번호를 암기해보라.

3_ 신용카드 번호. 가장 자주 쓰는 카드 두 개의 일련번호를 외워보라. 카드 유효기간도 빠트리지 말라.

이름과 얼굴을 기억하는 방법

나이가 들어가면서 기억력은 감퇴하기 마련이다. 그 중 가장 속상한 일은 사람들의 이름이 생각나지 않는 것이다. 얼굴은 알겠는데 이름이 생각나지 않는 경우가 많다. 이는 젊은 사람들도 흔히 겪는 일이다. 심지어 방금 소개받고 이름을 들었는데도 기억이 나지 않을 수 있다. 이런 현상이 일어나는 가장 큰 이유는 이름을 주의 깊게 듣지 않았기 때문이다. 다행히 이름을 쉽게 기억하는 방법은 많이 있다.

얼굴과 이름을 기억하는 전략은 우리가 3장에서 배운 '보기, 찰칵, 결합'이라는 기본 기술을 활용하는 것이다. 우선 상대방의 이름을 신경 써서 들으면서 명함의 이름을 주의 깊게 들여다보라(보기). 다음에는 이름과 얼굴의 이미지를 마음속에서 사진으로 찍어라(찰칵). 마지막으로 이름 사진과 얼굴 사진을 결합하라. 얼굴과 이름을 결합하는 이 방법은 체계적일 뿐만 아니라 매우 효과적이다.

또 다른 방법으로는 대화 도중에 상대방의 이름을 당신이 몇 차례 부르는 것이다. '~씨의 얼굴은 내가 전에 알던 사람과 닮았습니다.' '~씨는 취미생활로 무엇을 하나요?'라는 식으로 상대방의 이름을 그 자리에서 불러보는 것이다. 마지막으로 헤어질 때 '~씨, 만나서 반가웠습니다.' 하고 이름을 한 번 더 되풀이하면 더 기억하기 쉽다.

이름에 의미나 연상되는 이미지를 부여하는 것도 한 방법이다. '김철수'라면 이 사람은 '김밥'을 좋아하고 '철'을 수집하는 일을 한다고 생각할 수 있다. 또 연예인이나 역사 속 유명인의 이름과 비슷하다면 그것을 차용해도 좋다.

로마 방 기억술

고대 로마에서 웅변가가 긴 연설문을 외울 때 사용했던 방법이다. 그 첫 단계는 당신이 잘 아는 방을 하나 머릿속에 이미지화하는 것이다. 다음에는 외워야 할 항목을 방의 특정한 장소에 가져다 놓는다. 그 다음에는 머릿속으로 그 안을 거닐면 특정한 장소에 갈 때마다 해당되는 항목이 떠오르는 것이다.

여러분의 거실이나 침실, 욕실, 서재, 사무실 등을 로마 방으로 이용할 수 있다. 자, 사무실을 예로 들어보자. 왼쪽부터 컴퓨터, 전화기, 책장, 소파가 놓여 있다. 내가 퇴근한 뒤에 해야 할 일들의 목록은 톱, 세차, 세탁소, 슈퍼마켓으로 정리할 수 있다. 그러면 컴퓨터 위에는 톱을, 전화기 위에는 물에 젖은 자동차를, 책장 위에는 세탁된 양복을, 소파 위에는 슈퍼마켓 쇼핑백을 올려놓는 것이다.

이와 유사한 방법이 있다. 특정한 장소 대신에 잘 아는 길을 이용하는 것이다. 매일 출근할 때 지나치는 장소가 있다. 학교 앞, 주유소 앞, 다리 앞 교차로를 지나치게 된다고 하자.

당신은 정년 은퇴 기념식에서 소감을 단상에서 발표해야 한다. 누구누구에게 감사한다는 말을 해야 할 때 이 방법을 써보면 다음과 같다. 우선 빠트리지 않아야 할 사람들 명단을 하나씩 할당하는 것이다. 사장님은 우선 학교 앞에서 인자하신 표정으로 교장선생님처럼 아이들을 바라보고 있다. 항상 휴가를 챙겨주던 총무팀의 김 과장은 주유소에서 기름을 넣고 있다. 언제나 한결 같이 자신을 맞아주던 경비원 최씨는 다리 앞의 교차로에서 교통정리를 한 경찰관의 모습을 하고 있다.

집에서 시장까지 가는 길에 있는 상점을 생각해보면 슈퍼마켓, 이발소, 중국집, 빵집, 편의점, 은행, 옷가게, 과일 행상, 약국 등을 순서대로 이미 외우고 있는 경우가 많다. 거기에 하나씩 항목을 결합해서 연상하면 되는 것이다.

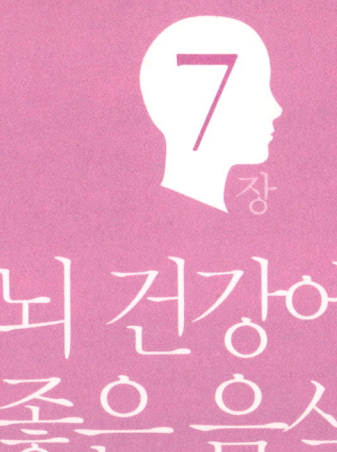

뇌 건강에
좋은 음식

사람들은 음식의 양과 질이 몸의 건강에 영향을 미친다는 사실을 잘 알고 있다. 그러나 영양 상태가 뇌, 특히 기억 능력과 알츠하이머병에 미치는 영향에 대해서 아는 사람은 많지 않다.

건강에 해로운 음식은 당뇨병이나 심장병, 비만증 등을 일으킬 수 있다. 마찬가지로 스테이크나 달걀 프라이, 아이스크림도 뇌의 건강에 부정적인 영향을 미칠 수 있다. 때로는 돌이킬 수 없는 상황이 될 수도 있다. 물론 그런 상황은 수십 년이 지나야 나타나기 때문에 미리 대책을 세우기는 쉽지 않다.

건강에 좋은 음식을 먹는 습관을 오래 유지하면 뇌의 노화와 기억력 감퇴를 막고 알츠하이머병의 발생도 어느 정도 억제할 수 있다. 이는 믿을 만한 과학적 증거들이 말해주고 있다. 몸에 좋고 지방이 적은 식사를 몇 주일만 계속해도 주의력이 향상되고 에너지도 충만해짐을 느낄 수 있다. 뇌에 좋은 식사 습관을 일찍 들이면 그 혜택도 더 일찍 얻게 된다. 이번 장에서는 뇌를 젊게 유지하고 알츠하이머병을 예방할 수 있는 건강한 식사법을 소개한다.

칼로리도 뇌 건강에 영향을 미친다

중년 무렵이면 대부분 체중 과다가 된다. 체중이 정상보다 5~10kg 더 나가게 되면 당뇨병이나 고혈압에 걸릴 위험이 커진다. 이런 병에 걸리면 경미한 뇌졸중이 일어날 가능성이 높아지고, 뇌졸중은 기억력 저하와 치매, 알츠하이머병을 초래할 수 있다.

체중을 줄이고 이같은 문제들을 피할 수 있는 가장 보편적인 방법은 칼로리 섭취를 줄이고 운동을 많이 하는 것이다. 이는 모든 감량 프로그램의 핵심이기도 하다. 다이어트와 체중 감량에 관한 믿을 만한 책이나 프로그램은 예외 없이 이를 기본으로 하고 있다. 어떤 기적 같은 돌파구를 찾았다고 해도 핵심은 변함이 없다.

뱃살을 빼려는 사람들 중에 '잠을 자면서 살을 뺀다'든가 '먹으면 먹을수록 살이 빠진다'는 다이어트를 해보고 싶지 않은 사람이 어디 있겠는가? 나는 다음과 같은 몇 가지 실질적인 요령으로 칼로리 섭취량을 감시하는 합리적인 다이어트를 계속하고 있다. UCLA 대학의 노화 전문가 로이 월포드 박사는 칼로리 섭취를 일생 동안 계속 제한하면 수명이 놀랄 만큼 늘어나며 뇌의 활력도 적절하게 유지할 수 있다는 사실을 동물 실험을 통해서 확인했다.

칼로리를 제한하는 식습관

· 물을 많이 마셔라. 하루에 적어도 6잔은 마시는 것이 좋다.
· 무엇을 먹을지 미리 계획하라. 배가 너무 고파서 인스턴트 음식을 먹거나 과식하게 될 때까지 기다리지 말라.
· 한 번에 먹는 양을 줄여라. 과식하지 마라. 공복감을 피하기 위해 건강에 좋은 음식으로 간식을 하라.
· 향신료, 허브, 마늘, 살사 소스 등 건강에 좋은 조미료를 써라.
· 외식할 때는 주 요리를 한 가지만 시켜서 친구와 나눠 먹어라.
· 요리를 할 때나 주문할 때 항상 양을 적게 하라.
· 밤에 간식을 먹지 말라. 잠자기 한두 시간 전에 양치질을 하고 그 다음에는 먹지 않는 습관을 들여라.
· 아래에 표시된 고칼로리 식품을 저칼로리 식품으로 바꿔라.

저칼리		고칼로리
생선이나 새 가슴살	←	붉은 살코기
탈지 냉동 요구르트	←	아이스크림
신선한 과일	←	설탕이 가미된 과일 통조림
저지방 혹은 탈지 우유	←	전지 우유
버터를 쓰지 않은 팝콘	←	버터를 쓴 팝콘

다른 노화 전문가들도 유사한 연구 결과를 내놓았다. 칼로리 섭취를 제한한 쥐들은 그렇지 않은 쥐에 비해 기억을 관장하는 뇌 부위의 수용체 기능이 25%나 더 좋다는 사실이 최근 연구를 통해 드러났다. 월포드 박사는 이런 연구 결과에 깊은 인상을 받아서 일주일에 하루는 단식을 하고 있다고 내게 말했다. 수명을 연장시키고

싶다는 이유에서다. 나는 기억력 클리닉을 찾아오는 환자들에게 기억력을 좋게 하기 위해서 칼로리 섭취를 제한하라고 권하지는 않는다. 하지만 체중 과다나 비만인 사람에게는 칼로리를 제한하면 체중 관련 성인병에 걸릴 위험이 줄어들고, 뇌의 노화도 늦출 수 있다고 조언한다.

• •

요요 현상 : 칼로리 섭취를 끊임없이 감시하라

나이를 먹으면 안 좋은 점이 많다. 그 중 하나는 식욕을 조절해서 체중을 늘 일정하게 하는 자동 기능이 점차 작동하지 않게 된다는 것이다. 이와 관련해서 젊은이 그룹과 노인 그룹에게 각각 하루 1000칼로리씩 초과해서 섭취하도록 하는 실험을 했다. 칼로리 초과 식사는 몇 주만에 끝났다. 젊은 사람들은 그 후에 자동으로 예전과 같은 식사 패턴으로 되돌아가 아무 노력 없이도 원래 체중을 회복했다. 하지만 나이 많은 사람들은 늘어난 체중이 그대로 유지됐다. 나이 많은 사람들은 정상보다 하루에 800칼로리씩 덜 섭취하는 식사를 3주간 계속한 뒤 원래의 정상적인 식사를 하게 하는 저칼로리 실험을 한 뒤에도 고칼로리 식사 실험 때와 비슷하게 원래의 체중을 회복하지 못했다.

　대부분의 다이어트가 지닌 가장 큰 문제점은 체중이 줄어들었다 다시 늘어나는 요요 현상을 피할 수 없다는 점이다. 과격한 다이어 트를 하고 굶어 죽을 정도로 공복감을 느낀 다음에는 다이어트를 그만두고 과식을 한다. 전문가들은 이런 요요 현상이 장기적으로 체중을 늘린다고 말한다.

　실험실의 건강한 쥐들에게 이런 식의 다이어트를 시켰더니 꾸준 히 같은 양을 먹인 쥐들에 비해 체지방이 3~4% 늘어났다는 연구 결과도 있다. 체중의 순환, 즉 체중 증가-감소-증가를 되풀이하는 것은 긴 시간을 두고 보면 체지방이 늘어나는 결과를 초래한다.

　이 같은 동물 실험의 결과를 보고, 또 비만이 육체와 정신에 해로 운 영향을 미친다는 점을 고려하면 결론은 분명하다. 칼로리 섭취 를 합리적으로 감시하면 우리의 뇌를 보호하는 데 도움이 된다.

　• • •

　46세의 교사 조젯은 2년 전에 처음으로 기억력 감퇴 때문에 도움을 요청했다. 그녀는 이미 혈중 콜레스테롤 농도가 높아서 치료를 받았 으며 집안의 알츠하이머 병력 때문에 걱정을 하고 있었다.

진료를 시작한 지 불과 5분 만에 기억력만이 문제가 아니라는 사실 이 분명해졌다. 그녀는 새로운 다이어트 프로그램을 접하면 항상 먼저 시도해보는 축에 든다고 했다. 보름 만에 몇 킬로그램을 빼는 데는 성공하지만 그 이상은 체중이 잘 줄어들지 않아 실망해서 곧 그만두었다. 그 뒤에는 그동안의 공복감과 박탈감을 보상하기 위해 미친 듯이 먹어대는 악순환이 반복되었다. 결국 다시 체중이 늘어나서 패배감과 좌절감에 빠져 지냈다. 그러다가 기적의 새 다이어트 요법이 나오면 거기에 또 매달리기를 거듭했다. 좌절감의 시기에 그녀의 기억력은 뚜렷하게 감퇴되었다. 기억력 문제를 치료하려면 식사 습관 문제도 함께 해결해야 한다는 점이 분명해졌다.

그녀의 다이어트 습관은 정신적·육체적으로 롤러코스터를 타는 것이나 마찬가지였다. 그녀는 자신이 먹는 것이 허리 살에 영향을 준다는 사실을 이해했지만 그것이 현재의 기억력과 미래의 사고 능력에까지 영향을 준다는 사실은 몰랐다.

나는 그녀에게 영양학자를 소개해주고 그녀가 만족할 만한 다이어트 식단을 짜게 했다. 새 식단은 식사 조절에 따른 박탈감이 크지 않아 다이어트를 중단하고 폭식에 빠지게 되는 위험이 적었다.

조젯에게 또 하나의 문제는 우울증이었다. 그녀에게 항우울제를 처방하자 기억력 문제가 거의 해결되고 다이어트를 계속하기도 더 쉬워졌다. 음식 선택이 뇌의 노화뿐 아니라 알츠하이머병에 걸릴 위험에도 영향을 미친다는 사실을 아는 것이 중요했다. 이 같은 지식을 바탕으로 자신의 식단과 식사 습관을 통제할 의지력을 가지게 된 것이다. 그녀는 다이어트의 목표를 좀더 현실적으로 설정했으며 단순히 칼로리를 계산하는 것을 넘어서서 어떤 유형의 음식이 좋은지에 초점을 맞추게 됐다.

$\bullet\ \bullet\ \bullet$

건강한 뇌를 위한 식이요법이란 단순히 칼로리 계산이나 체중 감소에 관한 것이 아니다. 그것은 상식에 맞는, 단순하고도 일관성 있는 음식 선택법을 배우는 것을 포함한다. 물론 거기에는 어떤 음식을 피하고 어떤 음식을 찾아야 할지 쉽게 배울 수 있는 요령도 포함된다.

$\bullet\ \bullet$

좋은 지방과 나쁜 지방 구분하기

인디애나 대학의 휴 핸드리 박사는 인디애나폴리스에 거주하는 아프리카계 미국인들과 나이지리아 이바단에 거주하는 아프리카인들의 알츠하이머병 발생률을 비교했다. 아프리카계 미국인의 치매 발생률은 나이지리아인의 3배에 가까웠다. 미국인들은 또 고혈압, 고콜레스테롤, 당뇨병의 비율도 높았는데 모두 혈관성 치매의 발병 위험을 높이는 질병들이다.

유전적 위험이 가장 큰 요인인 것 같았지만 그게 아니었던 것이다. 나이지리아 이바단 시에 사는 사람들은 대부분 빈민이라 채소 외에는 변변히 먹을 것이 없었다. 이들의 주식은 얌 고구마, 야자 기름, 생선 등이었다. 미국인의 전형적인 식단에서 동물성 지방이 극히 높은 비율을 차지하는 것과 대조적이다. 나이지리아인들의 치매 발생률이 낮은 주된 이유는 단백질과 지방이 적고 칼로리가 낮은 식사를 하는 것이라는 것이 연구자들의 결론이다.

짐 조지프 박사는 미국의 뉴멕시코 주에 사는 미국 원주민 인디언들과 멕시코에 사는 같은 종족의 식사 습관을 비교했다. 뉴멕시코의 인디언들은 정부에서 주는 정제된 밀가루, 치즈, 기타 고지방 음식을 주식으로 살고 있었다. 많은 사람들이 과체중이었고 일찍 발생하는 유형의 당뇨병을 앓고 있었다. 이와 대조적으로 멕시코에 거주하는 인디언들은 건강에 훨씬 좋은 쌀과 콩을 주식으로 삼았다. 이들은 비만이나 당뇨병이라고는 아예 몰랐다. 유전적으로는 동일한 인디언인데도 이 같은 차이가 생긴 것이다.

키네이 반도에 사는 알래스카 원주민과 시베리아에 사는 같은 종족을 비교한 결과도 이와 유사했다. 백인의 식사를 한 알래스카 원주민은 과체중이었고 땅에서 나는 것을 먹고 산 시베리아 거주자들은 훨씬 건강했다.

최근 인기를 끌고 있는 일부 다이어트법은 동물성 단백질과 지방을 충분히 먹는 대신 탄수화물 섭취는 아예 배제하거나 극소화하는 쪽으로 기울어져 있다. 이런 식사가 체중을 줄이는 데 효과가 있는 것은 사실이다. 그러나 그 효과는 탄수화물 섭취를 제한함으로써 체액이 부족하게 된 결과인 경우가 많다. 이런 다이어트가 뇌의 노화를 늦출지는 의심스럽다. 게다가 심장병, 당뇨병, 암의 발생 위험을 높일 가능성이 크다.

그보다는 동물성 지방을 제한하고 도정하지 않은 곡식과 채소, 과일, 낙농 제품을 먹는 것이 더 건강한 식단이라는 것이 의사들의 일치된 의견이다. 다른 좋은 점도 많지만 칼슘과 칼륨 함량이 풍부하다는 것도 이 같은 식품의 이점이다.

동물성 지방이 해롭다는 인식이 널리 퍼지면서 유럽인과 미국인들이 최근 몇 년 새 지방 섭취량을 계속 줄여온 것이 사실이다. 지방을 거의 섭취하지 않는 식사를 하면 알츠하이머병에 걸릴 위험이 낮아진다는 게 일관된 연구 결과다. 뇌를 젊게 유지하고 알츠하이머병에 대항하려면 저지방 식사를 일찍 시작하는 것이 좋다는 점도 마찬가지다.

케이스 웨스턴 리저브 대학의 로버트 프리들랜드 박사 연구팀은 청년이나 장년층이 저지방식을 시작하면 몇 십 년 뒤에 알츠하이머병에 걸릴 위험이 실질적으로 낮아진다는 연구 결과를 발표하기도

했다. 지방 섭취를 줄이는 것은 노화와 관련된 기억력 저하나 알츠하이머병 발병 위험이 유전적으로 높은 사람들에게 특히 효과가 크다. 프리들랜드 박사 연구팀은 알츠하이머병 위험이 큰 APOE-4 유전자를 가진 사람들을 식사 내용에 따라 비교했다. 그 결과 저지방식을 한 사람들은 고지방식을 한 대조군에 비해 놀랄 만큼 알츠하이머병 발병률이 낮았다. 단 APOE-4 유전형이 아닌 사람들은 저지방식을 해도 유사한 알츠하이머병 억제 효과가 발견되지 않았다.

일부 전문가들은 알츠하이머병 위험을 증가시키는 APOE-4 유전자가 노인성 기억력 감퇴를 더 빨리 일어나게 하는 까닭은 이 유전자가 지방 변형에 영향을 미치기 때문이라고 믿고 있다. APOE 단백질은 혈액 내의 콜레스테롤을 운반하는 보호자 역할을 한다. 혈액 내에 콜레스테롤 함량이 높으면 심장병이나 뇌졸중 위험이 커질 뿐 아니라 알츠하이머병에도 더 취약하게 된다. 최근 연구에 따르면 콜레스테롤 저하제를 사용하는 환자들은 그렇지 않은 환자에 비해 알츠하이머병 빌병 위험이 70%나 줄어들었다고 한다(9장 참고).

노화에 따라 생기는 가장 흔한 질병 중 하나인 고혈압은 다발성 뇌졸중의 발생 위험을 높인다. 다발성 뇌졸중은 심각한 기억력 감퇴를 유발할 수 있다. 뉴잉글랜드 의학 저널에 실린 최근의 연구 결과에 따르면, 고혈압 환자라도 다양한 과일과 채소를 섭취하고 저지방 낙농 제품을 먹으면 효과가 있다고 한다. 그러나 모든 지방이 해롭고 뇌를 노화시키는 것은 아니다. 뇌를 건강하게 해주는 지방도 있다. 식사에서 섭취하는 지방은 콜레스테롤 · 포화 · 단일 불포화 · 고도 불포화 지방의 네 가지 형태가 있다.

오메가 3와 오메가 6 지방은 고도 불포화 지방이다. 오메가 3 지방산은 '좋은 지방'이라고 불리는데, 주로 과일, 잎이 많은 채소, 생선, 생선 기름, 올리브 기름에 많이 들어 있다. 시중에 나와 있는 캡슐로도 섭취할 수 있다. 그에 비해서 오메가 6 지방산은 '나쁜 지방'이라 불리는데, 고기를 포함한 동물성 식품에서 온다. 예컨대 붉은 살코기, 전지 우유, 치즈, 마가린, 마요네즈, 대부분의 정제 식품, 튀김, 야채 기름 등에 들어 있다. 나쁜 지방인 오메가 6 지방을 많이 섭취하면 만성적인 뇌 염증을 유발할 수 있다. 이 염증은 아직까지 밝혀지지 않은 과정을 통해 알츠하이머병과 같은 신경 퇴화성 질병을 일으키고 있는 것으로 추정된다.

오메가 6 지방이 뇌세포 조직을 딱딱하게 하는 데 비해 오메가 3 지방은 뇌세포 조직을 부드럽고 유연하게 만든다. 미국 심장병 학회는 오메가 3 지방산을 제대로 섭취하려면 일주일에 적어도 두 차례는 생선을 먹어야 한다고 권장하고 있다.

네덜란드에서 1300명을 대상으로 조사한 결과를 보자. 마가린 등 오메가 6 지방이 많은 음식을 먹는 사람은 건강에 좋은 식사를 하는 사람보다 인지기능 저하를 더 많이 겪는다고 한다. 그에 비해

올리브유 등 오메가 3 지방산이 많은 음식을 먹는 사람은 인지기능 저하를 덜 겪는 것으로 나타났다. 이탈리아의 노인들을 대상으로 한 근래의 조사에 따르면, 하루에 올리브유 세 숟가락만 먹으면 올리브유를 먹지 않는 대조군에 비해 기억력 감퇴를 예방하는 효과를 올리기에 충분한 것으로 나타났다.

오메가 6 지방은 인슐린 호르몬에 영향을 미쳐서 기억력을 손상시킬 가능성이 있다. 오메가 6 지방을 먹여서 키운 실험동물들은 학습 및 미로 찾기 능력이 뒤떨어졌다. 게다가 뇌세포에서도 나뭇가지 모양의 수상돌기가 더 적었다. 오메가 6 지방을 섭취하면 인슐린 저항성이 커질 염려가 있다. 이에 따라 포도당을 세포로 운반하는 인슐린의 작용이 약화되면 당뇨병과 관련된 기억력 손상이 발생할 위험이 커진다. 다행히 식사와 관련된 인슐린 저항성은 역전시킬 수 있다. 식사와 체중 조절, 투약으로 당뇨병을 통제하면 학습 능력과 기억 능력을 향상시킬 수 있다.

오메가 3 지방신이 풍부한 식사를 하면 분명 뇌뿐 아니라 몸 전체가 건강해진다. 또한 적은 양의 오메가 6 지방은 큰 문제가 되지 않는다. 어쩌다가 도넛이나 사과파이 한 조각을 먹는다고 해서 어머니의 이름이 기억 창고에서 지워지는 일은 없다는 말이다. 식단에서 오메가 6 지방을 완전히 몰아낼 것이 아니라 오메가 3 지방과 1:1 비율로 섭취하는 것이 좋다고 권장하는 영양학자도 있다.

다음 표는 오메가 3 지방과 오메가 6 지방을 주로 포함하고 있는
식품을 정리한 것이다. 건강한 뇌 다이어트란 오메가 3 지방을 많
이 섭취하는 것이다.

좋은 지방(오메가 3) 함량이 높은 식품	나쁜 지방(오메가 6) 함량이 높은 식품
안초비(칠레산 멸치)	베이컨
아보카도	버터
전갱이	치즈
브라질 너트	옥수수 기름
카놀라 기름	도넛
아마인유	프렌치 프라이
녹색 잎채소	아이스크림
청어	양 갈비
기름기 없는 살코기	마가린
고등어	마요네즈
올리브 기름	양파 링
연어	감자 칩
정어리	정제 식품(흰 설탕, 흰 밀가루 등)
송어	스테이크
참치	해바라기 기름
호두	휘핑 크림
송어	전지 우유

좋은 지방 식품과 저지방 식품

과학자들은 오메가 3 지방산의 일종인 DHA가 인체 내 아세틸콜린의 양을 늘려준다는 사실을 보여주었다. 아세틸콜린은 기억 기능이 정상적으로 작동하는 데 필수적인 신경전달 물질로서 알츠하이머병 환자에게 특히 부족한 물질이다. 아세틸콜린 섭취량이 부족하거나 혈액 내 함유량이 적으면 학습 능력과 인지기능이 떨어지게 된다. 이는 식사를 통해 아세틸콜린을 많이 섭취하면 해결된다. 알츠하이머병 환자에게 오메가 3 지방산 캡슐을 먹이면 기억력을 포함한 여러 기능이 향상될 수 있음을 보여주는 연구 결과들이 나오고 있다.

최근의 연구에 따르면, 오메가 3 지방산이 풍부한 생선 기름이 기억력뿐 아니라 기분에도 긍정적 영향을 미친다. 공격성이나 적개심을 가라앉혀주고 항우울 작용을 한다는 것이다. 생선 기름에는 유해 산소에 대항하는 항산화 효과도 있다. 유해 산소는 뇌세포를 손상시키고 뇌의 면역 반응을 약화시킨다.

저지방 식품은 알츠하이머병을 예방해준다. 그러므로 오메가 3 지방을 많이 포함하느냐 여부에 관계없이 모든 저지방 해산물은 뇌에 이롭다. 그런 해산물로는 황새치, 서대, 대구, 강도다리, 농어, 새우, 게, 조개 등이 있다.

　UCLA 대학 인체 영양 센터의 데이비드 히버 박사와 수잔 바워만은 대양에서 잡은 자연산 생선과 양식 생선을 구분해야 한다고 말한다. 너무 자세한 구분이라고? 그렇지 않다. 양식 생선은 운동량이 적기 때문에 몸에 지방이 많을 뿐 아니라 오메가 3 지방과 오메가 6 지방의 비율도 적당하지 않다. 대양을 헤엄치는 생선과 달리, 해조류나 다른 물고기를 먹지 못하기 때문이다. 이에 비해 대양에서 잡은 생선은 자연 식품을 먹기 때문에 전체 지방은 적은 대신 오메가 3 지방 함량이 높다.

유해 산소를 조심하라

나이가 들면 우리의 뇌세포는 유해 산소로 불리는 해로운 산소족 화합물에 의해 닳고 망가지게 된다. 유해 산소는 피할 길이 없다. 우리가 호흡하는 공기, 먹는 음식, 마시는 물에 모두 들어 있기 때문이다.

　산소는 몸에서 유익한 기능을 한다. 하지만 너무 많으면 정상 세포에 해를 끼치고 유전 물질, DNA를 손상시킨다. 유해 산소는 외부

환경에서도 오지만 인체 내 화학 반응의 결과로도 발생한다. 뇌세포는 지속적으로 이런 유해 산소의 공격을 피할 수 없다. 유해 산소는 DNA를 손상시킴으로써 노화를 촉진시키고, 암에서부터 백내장, 알츠하이머병에 이르는 다양한 노인병을 가속화시킨다.

산화를 막기 위해서 우리 몸은 비타민 C, 비타민 E 같은 항산화 물질을 이용한다. 근래의 연구에 따르면 이같은 항산화 비타민이 부족한 사람은 기억력도 떨어지는 것으로 나타났다. 지역 사회의 사람들을 장시간 추적 관찰한 학자들도 동일한 결론을 내놓고 있다. 항산화 비타민을 보충제로 섭취하는 사람들이 기억력이 더 나았으며 인지기능 저하도 덜했다는 것이다.

러시 대학의 마사 모리스 박사 연구팀은 65세 이상의 노인 자원자들을 4년 동안 연구했다. 이들은 보통 그 연령대의 알츠하이머병 발병률을 나타냈지만 비타민 C와 비타민 E 보충제를 정기적으로 먹는 노인들은 이보다 발병률이 낮았다(그 노인들이 먹는 보충제에 들이 있는 항산화 비타민의 함량은 조사하지 않았다는 점은 아쉽다). 종합 비타민에 들어 있는 비타민 E는 30단위, 비타민 C는 60mg에 불과하다. 따라서 이 연구는 알츠하이머병을 예방하기 위해 어느 정도 분량의 비타민 보충제를 먹는 것이 적당한가를 알아내지 못했다. 결국 당신의 주치의가 얼마만큼의 보충제를 권하느냐는 순전히 주관적 판단에 의지할 수밖에 없다.

알츠하이머병에 대한 중요한 조사에서 연구자들은 환자의 뇌에 확실하게 도달할 수 있도록 과도한 양의 비타민 E(매일 2000단위)를 투여했다. 그 결과 병의 진행을 7개월 정도 늦출 수 있음을 알아냈다. 이들 환자는 요양원에 입소하거나 심각한 증상을 보이는 일이 7개월 혹은 그 이상 늦춰졌다. 그래서 많은 전문가들은 알츠하이머병과 같이 심한 기억력 장애를 보이는 경우 비타민 E를 한번에 1000단위씩 하루 두 차례 먹을 것을 권장한다.

그러나 알츠하이머병 환자가 아니고 그냥 사소한 기억력 장애를 겪는 사람들은 어떨까? 이런 사람들이 항산화 효과를 위해 어느 정도 분량의 비타민 E를 먹어야 하는지는 복잡한 문제다. 비타민 E를 과다 복용하면 면역 능력이 떨어지기 때문이다.

매일 200단위 정도의 비타민 E를 투여하면 노인들의 감염을 억제하는 데 도움이 된다. 하지만 그보다 많이 먹으면 역효과가 날 수 있다. 예컨대 하루 2000단위씩 먹게 되면 감염에 대항하는 면역 체계를 약화시킨다. 그러므로 완전히 진행된 알츠하이머병 환자가 아니라면, 하루 1500단위 이상의 비타민 E 투여를 권하는 경우는 극히 드물다.

비타민 과다 복용에 대한 우려가 높아짐에 따라 미국 과학원 산하 의약협회는 최근 항산화 비타민의 최대 복용량을 발표했다. 비타민 C는 하루 2000mg, 비타민 E는 천연 d - 알파 토코페롤의 형태로 하루 1500단위, 합성 d-알파 토코페롤은 하루 1100단위다. 문제는 과다 복용을 피하면서 안전하고 효과적인 양을 찾아내는 것이다.

건강한 사람들이 두뇌 건강을 위해 항산화 비타민을 복용하는 경우, 나는 하루에 비타민 E 400~800단위, 비타민 C 500~1000mg을 권한다. 항산화 식품과 보조 약품은 우리의 뇌를 보호할 뿐 아니라 암이나 당뇨병, 파킨슨병의 가능성을 낮추며 감기나 바이러스 등에 대항하는 면역력을 강화시킨다.

뇌에 좋은 항산화 식품

항산화제는 과일과 채소에 자연 상태로 존재한다. 영양학자들은 항산화 식품의 장점을 오래 전부터 강조해왔다. 짐 조지프 박사는 자연적 항산화 식품으로 키운 실험실 동물들이 미로 찾기나 다른 학습에서 기억력이 더 좋은 것으로 나타났다고 밝혔다. 조지프 박사는 사람들에게 항산화제가 많이 포함된 딸기, 블루베리, 브로콜리, 시금치 등을 정기적으로 섭취할 것을 권장한다.

터프츠 대학의 연구자들은 식품이 유해 산소에 대항하는 능력을 계량적으로 측정하는 방법을 고안해냈다. 유해 산소 흡수 능력 (ORAC) 수치가 높은 식품은 산소의 해로운 영향으로부터 우리의 뇌를 보호해줄 수 있다. 다음 표는 이 같은 식품을 보여주고 있다. 터프츠 대학의 전문가들은 우리가 매일 ORAC 3500단위를 섭취할 것을 권장하고 있다. 이는 블루베리 한 컵이면 충분한 양이다.

대부분의 미국인과 서구인은 항산화 식품을 충분히 먹지 않고 있다. 이들의 하루 평균 섭취량은 ORAC 1000단위를 약간 넘을 뿐이다. 과일과 채소를 평소의 두 배만 먹어도 우리가 섭취하는 항산화 능력은 25%가 늘어난다. 미국인은 지난 20~30여 년간 지방 섭취를 줄이는 데 성공했지만 과일과 채소 섭취는 상대적으로 낮은 수준에 머무르고 있다.

과일과 채소의 항산화 능력

음식	항산화 능력
	100g당 유해 산소 흡수 능력(ORAC) 단위
자두	5770
건포도	2830
블루베리	2400
딸기	1540
시금치	1260
싹눈양배추	980
브로콜리 통꽃	890
근대	840
아보카도	780

오렌지	750
붉은 포도	740
붉은 피망	710
체리	670
키위	600
양파	450
옥수수	400
가지	390

* 자료 : 미국 농무성 농업연구회보

신선한 식품이 냉동식품보다 영양가가 풍부하다는 것은 상식이다. 하지만 항산화 능력과 관련해서는 항상 그런 것은 아니다. 딸기나 블루베리는 냉동식품의 항산화 능력이 날것보다 5배나 크다. 특히 토마토는 라이코핀이라는 강력한 항산화 물질을 고농도로 함유하고 있는 것으로 밝혀졌다.

켄터키 대학의 데이비드 스노든 박사가 70대 후반에서 80대에 이르는 여성들의 혈액 내 라이코핀 농도를 조사한 결과는 흥미롭다. 농도가 낮은 여성들은 농도가 높은 여성에 비해 인지기능이 낮은 데다 일상생활을 영위하는 데도 타인의 도움을 더 많이 받아야 하는 것으로 나타났다.

토마토처럼 라이코핀이 풍부한 식품을 먹으면 혈액의 항산화 능력이 극적으로 늘어난다. UCLA 대학의 연구팀에 따르면, 매일 토마토 주스 180g만 마셔도 혈액 내의 라이코핀 농도가 40% 올라간다.

여기에 오메가 3 지방이 풍부한 올리브 기름, 신선한 바질 잎 약간, 파스타 약간을 추가하면 뇌 건강을 위한 훌륭한 점심이 된다. 여기에 샐러드를 곁들이면 금상첨화다! 건포도나 자두 같은 말린 과일에는 항산화제가 특히 많이 들어 있다. 그런데도 칼로리를 걱정하는 사람들은 다른 항산화제를 찾으려 한다. 말린 과일은 칼로리가 높기 때문이다.

사람들이 많이 마시는 차는 항산화제가 풍부한 데다 칼로리도 없다. 차는 카테킨이라는 강력한 항산화제가 많이 들어 있는 몇 안 되는 식품 중 하나다. 카페인을 제거하지 않은 녹차나 티백으로 우려낸 홍차는 카테킨을 특히 많이 함유하고 있다.

항산화제와 관련된 새로운 경향은 과일과 채소의 색깔을 가려서 먹는 것이다. 식물의 색을 결정하는 화학 성분이 항산화제의 원천이기 때문이다. 블루베리의 색을 푸르게 하는 안토시아닌에는 암세포와 싸우는 항산화제가 포함돼 있으며 토마토를 붉게 하는 라이코핀에는 심장과 뇌를 보호하는 성분이 들어 있다. 미국 국립 암 센터도 '다양한 색깔을 모두 먹자'는 새 캠페인을 벌이고 있다.

노란색 겨자를 즐겨라

우리 아이들은 핫도그에 밝은 노란색 겨자를 발라서 먹는다. 겨자 색이 화려하면 할수록 터머릭이라는 성분이 더 많이 들어 있다는 사실을 나는 알지 못했다. 터머릭은 잎이 커다란 열대 허브의 두꺼운 땅속줄기에서 추출되는 향료로 카레 가루에도 포함돼 있다. 또한 미국 인디언들이 수천 년간 약품으로 쓴 재료이기도 하다.

터머릭의 유효 성분은 커큐민인데 유해 산소를 차단하는 강력한 항산화 물질이라는 사실이 실험 결과 밝혀졌다. 게다가 세균 감염을 방지하는 효과도 있었다. 커큐민은 또 관절염 증상을 완화시켜주며 여러 가지 암과 종양 세포의 성장을 억제해준다는 사실을 과학자들이 밝혀냈다. 여기에 자극을 받아 UCLA 대학의 그레그 콜 박사, 샐리 프로치 박사 등이 수행한 연구가 있다. 어디에서나 흔히 볼 수 있는 이 향료가 알츠하이머병을 예방해줄 수 있는지 알아본 것이다.

실험실 동물을 대상으로 한 1차 실험 결과에 따르면 커큐민이 산화로 인한 세포 손상을 억제한다는 사실이 밝혀졌다. 뿐만 아니라 뇌세포를 서로 연결해 정보를 전달하는 시냅스의 손실을 막아준다. 또한 뇌에 알츠하이머병을 일으키는 아밀로이드 단백질이 쌓이는 것을 줄여준다는 사실도 드러났다.

• •
뇌를 젊게 만드는 비타민과 미네랄

기억력이 떨어졌다고 불평하는 환자가 오면 우리가 제일 먼저 하는 검사가 있다. 혈액 속의 비타민 B_{12} 농도를 알아보는 것이다. 혈액 속에 비타민 B_{12}나 티아민, 엽산의 농도가 낮으면 기억력에 문제가 생기는 것으로 밝혀졌기 때문이다. 알츠하이머병 환자에게 비타민 B_{12}나 티아민, 엽산을 대량 투여하면 기억력이 좋아진다는 연구 결과도 있다.

비타민 결핍은 거의 모든 경우에 뇌의 건강을 해치기 때문에 피해야 한다. 건강한 노인은 매일 복용하는 종합비타민 외에도 비타민 B_{12} 보충제를 따로 먹는 것이 좋다는 것이 터프츠 대학의 영양역학자 캐서린 터커 박사의 주장이다.

비타민 B_{12} 흡수 능력이 떨어지는 사람들이 있다. 60세 이상 노인 중 20%와 80세 이상 노인 중 40%가 이에 해당한다는 연구 결과가 나와 있다. 비타민 B_{12}나 티아민, 엽산은 뇌졸중과 심장병, 그리고 순환계 질병을 어느 정도 예방해주는 항산화 물질이다. 또 데이비드 스노든 박사의 수녀 연구(nun study) 결과에 따르면, 혈액 내 엽산 농도가 가장 낮았던 수녀들의 뇌에서 알츠하이머병의 병리 소견이 가장 뚜렷하게 나타났다.

흥미롭게도 엽산 보충제는 임산부에게 권장되는 약물이다. 임산부의 혈압 내 엽산 농도가 높으면 척추 갈림증(spina bifida)을 포함해 신경관 기능 장애가 있는 아기를 낳을 확률이 크게 줄기 때문이다. 엽산은 다른 항산화제와 마찬가지로 신경과 뇌의 건강에 매우 중요하다. 심지어 태아 때부터도 그렇다.

뉴멕시코 대학의 신경정신과 의사 아스나드 라 루 박사는 66~90세 노인들의 정신과 영양 상태를 검사했다. 이들은 교육 수준이 높고 기억력 문제도 없는 사람들이었다. 자원자들에게 티아민, 리보플라빈, 니아신, 엽산 보충제를 투여하고 추상적 사고력을 검사한 결과 점수가 더 높아진 것으로 나타났다. 비타민 C를 투여한 자원자들의 경우엔 시각 및 공간 능력 테스트에서 점수가 높았다. 이런 사실들은 여러 가지 비타민 보충제가 뇌를 활성화한다는 사실을 의미하고 있다. 혈액 내에 비타민 B_{12}와 비타민 C의 농도가 낮으면 불안해하고 안절부절 못하며 우울증이 생길 가능성이 크다는 추가 연구 결과도 있다.

균형 잡힌 식사를 하는 사람은 보통 비타민 결핍증에 걸리지 않는다. 대부분의 의사들이 매일 종합비타민을 먹으라고 권유하는 것은 결핍증을 예방하는 차원에서다. 하지만 비타민을 불필요하게 과다 복용하면 독성에 의한 피해를 입을 수 있다는 점을 알아야 한다. 이는 특히 지방에 녹는 비타민 A, D, E, K의 경우에 심각한 문제가 된다. 지방에 축적돼서 몇 주나 몇 개월 이상 몸에 머물러 있기 때문이다. 소량이 좋다고 해서 다량도 항상 좋은 것은 아니다.

　다음 표는 우리가 먹어야 할 비타민의 일일 권장량(식품의약국 FDA가 제시하는 최소한도)과 안전하게 복용할 수 있는 최대량, 그리고 보충제를 먹지 않고 비타민과 미네랄을 섭취할 수 있는 일상 식품을 나열하고 있다.

비타민과 미네랄로 건강 지키기

영양소	일일 권장량 (RDA)	일일 안전 섭취량함유 식품	함유식품
지용성 비타민			
비타민 A	5000 IU	10000 IU	우유, 계란, 잎채소
비타민 D	400 IU	800 IU	우유, 계란, 참치, 연어
비타민 E	30 IU	1500 IU	식물성 기름, 양상치
비타민 K	65~80mcg		잎채소, 생선 기름, 고기
수용성 비타민			
티아민	1.5mg	50mg	시리얼, 생선, 살코기, 우유, 닭고기
리보플라빈	1.7mg	200mg	시리얼, 우유, 달걀, 잎채소, 살코기
비타민 B3 복합체(니아신)	18mg	니코티산(500mg), 니코틴 아미드 (1500mg)	시리얼, 살코기, 달걀

피리독신(B6)	2mg	200mg	시리얼, 고기, 바나나, 채소
비타민 B12	3mcg	3000mcg	생선, 살코기, 우유
엽산	400mcg	1000mcg	고기, 녹색 잎채소
비타민 C	60mg	1000mg 이상	감귤류, 장과류, 채소
미네랄			
칼슘		1500mg	우유, 치즈, 녹색 채소
크롬	50mcg	1000mcg	도정하지 않은 곡류, 채소 기름
철	10~18mg	65mg	도정하지 않은 곡류, 견과류, 녹색 채소
마그네슘	300~400mg	700mg	도정하지 않은 곡류, 해산물, 녹색 채소
셀레늄	50mcg	200mcg	도정하지 않은 곡류, 해산물, 달걀, 고기
아연	15mg	30mg	도정하지 않은 곡류, 해바라기 씨

한편 포스파티딜세린(phosphatidylserine)은 생선, 녹색 잎채소, 콩제품, 쌀 등에 들어 있는 자연 영양소로 인체 세포 조직 속에 들어 있는 성분이다. 뇌세포의 지방 중 10%를 구성하는 성분이기도 하다. 과학자들은 포스파티딜세린이 기억력과 집중력에 관계되는 신경전달 물질을 증가시킨다는 사실을 알아냈다. 동물 실험에서는 노화에 따른 기억력 저하를 완화시키는 것으로 나타났다. 이에 따라 학자들은 노화에 따른 사소한 기억력 장애를 겪는 사람들의 회상 능력을 보강해주는 보조 약품으로도 효과가 있을까에 관심을 갖게

됐다.

　신경정신의학 박사인 톰 크룩을 필두로 한 조사팀은 노화에 따른 기억력 장애를 겪는 사람들에게 이 물질을 투여해보았다. 이들은 가짜 약을 투여한 그룹에 비해 학습 및 기억력 테스트에서 더 높은 점수를 얻는 것으로 드러났다. 실제로 효과가 있었던 것이다. 포스파티딜세린은 모두 60여 차례에 걸친 연구에서 상당한 효과가 있는 것으로 입증됐다.

　이런 연구들의 한계는 조사 기간이 6~12주여서 상대적으로 짧다는 점이다. 효과가 단기에 그칠지 모른다는 가능성이 제기되는 것이다. 물론 포스파티딜세린이 장기적인 효과를 가져올 가능성도 있다. 단지 12주 이상 체계적으로 그 가능성을 조사해 본 일이 없다는 것뿐이다.

　포스파티딜세린의 섭취를 권하는 의사들은 보통 처음에는 하루 두 차례 100~150mg씩을 복용하라고 한다. 이렇게 몇 개월을 복용한 다음에는 하루 두 차례 50mg씩으로 줄인다. 약을 끊지 않는 이유는 초기 복용의 효과를 계속 유지하기 위해서다. 부작용은 보고된 바 없다.

카페인의 좋은 점과 나쁜 점

매일 아침이면 수백만 명의 미국인들이 침대에서 일어나 흐리멍덩한 눈으로 머그잔을 들고 더듬더듬 부엌의 커피포트를 찾아간다. 아침에 커피를 마셔야 하루가 제대로 시작되는 것이다. 미국의 커피 소비량은 연간 1000억 잔이 넘는다. 성인 인구의 80%가 커피나 차를 마신다. 그러니 카페인은 가장 흔하게 쓰이는 약인 셈이다. 카페인은 다른 음식물에도 많이 들어 있다. 초콜릿과 일부 소다수에 함유돼 있다는 사실을 모르는 사람도 많다.

과다한 카페인은 신체 내 콜레스테롤 수준과 심장 발작 위험을 높일 수 있으며 방광암이나 고혈압과도 관련이 있다. 카페인은 골다공증을 일으켜 뼈가 가늘어지게 할 수도 있다. 급성 카페인 중독은 빈맥을 일으키며 심장병 환자의 건강을 해칠 수 있다.

그러나 카페인은 뇌의 건강에 좋은 영향도 미치고 나쁜 영향도 끼친다. 긍정적으로 보면 카페인은 피로를 몰아내고 긴장과 주의력을 높여준다. 카페인이 단기적으로 학습 및 회상 능력을 강화시켜 줄 수 있다는 체계적인 연구 결과도 있다. 8천 명의 사람들을 30년 동안 추적 연구한 프로그램에 따르면, 커피를 마시는 사람들은 안 마시는 사람들에 비해 파킨슨병에 걸릴 확률이 1/5에 불과했다.

부정적인 측면은 지속적인 카페인 복용이 과민성과 불면증, 불안을 야기할 수 있다는 점이다. 또 카페인은 효과가 빨리 나타나는 약물이기 때문에 갑자기 복용을 중단하면 금단 증상이 올 수 있다. 금단 증상은 마지막 복용으로부터 12~24시간 후에 나타나기 시작하며 처음 48시간에 가장 심하게 나타난다. 2주일간 계속되는 수도 있다. 매일같이 복용하던 카페인을 끊었을 때의 금단 증상은 보통 두통, 피로, 집중력 저하, 우울증 등이다.

사람들은 흔히 수술 후에 두통을 느끼는데 대표적인 원인이 바로 카페인 금단 증상이다. 수술 후에 음료를 마시지 못하는 환자들을 위해 링거액 속에 실제로 카페인을 넣어주는 외과의사도 있다. 금단 증상으로 인한 두통을 방지하기 위해서다.

카페인 이용자들은 이런 부작용을 알고, 과다 복용과 금단 증상을 피해야 한다. 다음 표는 일상적인 식품과 약에 어느 정도의 카페인이 들어 있는지 보여준다. 이를 보면 자신의 일일 카페인 섭취량을 파악할 수 있을 것이다.

각종 음식, 약품의 카페인 함량

원두 커피(170g)	100mg
카페인 제거 커피(170g)	4mg
인스턴트 커피(170g)	70mg

차(170g)	40mg
카페인을 넣은 음료수(캔)	45mg
초콜릿 캔디 바(40g)	10mg
아나신	32mg
엑세드린	65mg
노도즈(졸음 방지제)	100mg

* 자료 : 미국 커피 협회, 미국 음료 협회, 미국 차 협회(1996)

당뇨병과 뇌는 어떤 관계가 있을까?

설탕, 즉 포도당은 뇌의 주요 에너지원이다. 혈액 속의 당분 농도인 혈당치는 감정과 기억력에 모두 영향을 미친다. 인체의 다른 부위는 단백질이나 지방을 포도당으로 바꿀 수 있지만 뇌는 그렇지 못하다. 그러므로 뇌가 생존하고 적정한 기능을 유지하려면 식사를 통해 섭취하는 당분이 꼭 필요하다.

혈당치가 너무 떨어지면 신경과민이 되고 새로운 정보를 학습하는 데 어려움을 겪으며 심하면 혼수상태에 빠진다. 이때 식사를 하거나 초콜릿 바를 먹거나 주스 한 잔을 마시면 활력이 생기고 기억력과 집중력도 회복된다.

우리의 뇌는 혈당치가 너무 높아도 제대로 작동하지 않는다. 동물 실험과 인체 실험 모두에서 확인된 사실은 혈당치가 너무 높거나 낮으면 기억 및 학습 능력에 장애가 생긴다는 것이다. 이는 정상적인 기억 수행에 중요한 신경전달물질인 아세틸콜린과 관계가 있는 것으로 추정된다.

설탕이 뇌에 중대한 영향을 미친다는 점은 이미 잘 알려져 있다. 탄수화물이 첨가된 레모네이드를 마신 자원자들은 사카린으로 단맛을 낸 레모네이드를 마신 사람들보다 기억력과 사고의 유연성이 더 나아진 것으로 확인됐다. 알츠하이머병 환자를 대상으로 한 실험에서도 유사한 결과가 보고되어 있다.

내가 어렸을 적에 아버지는 나와 여동생에게 아침 식사가 '하루 중 가장 중요한 식사'라며 반드시 먹으라고 권하셨다. 아버지로서는 과학적 근거 없이 하신 말씀이지만 나중에 나는 이것이 얼마나 좋은 충고였는지 알 수 있었다. 아침 식사는 밤 동안 텅 빈 배를 채워 혈당치를 높여주고 낮 동안 좀 더 분명한 정신으로 활동할 수 있도록 도와준다.

초등학생들을 조사한 결과에 따르면 아침을 먹은 학생들이 그렇지 않은 학생들보다 학습 능력이나 태도 면에서 더 나았다. 어른을 대상으로 한 조사에서도 아침을 먹은 쪽이 거른 쪽보다 혈당치가 높았으며 기억해내는 속도도 빠르고 전체적으로 기억 능력이 더 좋은 것으로 나타났다.

혈액 속에 당분이 충분해야 뇌도 적절하게 활동하고 포도당이 있어야 기억력과 집중력이 생기는 것은 사실이다. 하지만 혈당치가 만성적으로 높아서 고생하는 사람도 많다. 혈액 중 포도당 수치가 높은 채로 몇 개월이나 몇 년이 지나게 되면 당뇨병 전 단계가 되고 기억력을 포함한 정신능력이 손상될 수 있다.

식사를 하면 혈당치가 올라가고 췌장이 인슐린을 생산하도록 자극한다. 인슐린은 포도당을 에너지로 쓸 수 있도록 세포 내로 운반하는 호르몬이다. 그런데 많은 양의 당분이 급속하게 혈액 속으로 들어오는 일이 오랫동안 반복되면 문제가 생긴다. 췌장이 과로해서 결국은 효율이 떨어지는 인슐린을 생산하는 것이다.

그 결과 우리 몸은 인슐린에 내성이 생기거나 인슐린을 효과적으로 이용하지 못하게 될 수 있다. 이에 따라 비인슐린 의존형 당뇨병(제2 유형 당뇨병)에 걸릴 위험이 커진다. 뿐만 아니라 뇌에 영향을 미치는 고혈압과 순환 장애를 일으킬 수 있다. 동맥경화가 일어나 뇌로 혈액이 잘 흘러 들어가지 못할 수도 있다.

당뇨병으로 고생하는 미국인은 1600만 명에 이른다. 환자 수는 지난 10년간 40%나 증가했다. 당뇨병 환자는 심장병과 뇌졸중에 걸릴 확률이 정상인의 4배에 달한다. 당뇨병 환자는 만성적으로 혈당치가 높은 까닭에 지적인 능력이 떨어지게 된다. 치매나 알츠하이머병을 포함한 심한 노인성 기억력 장애가 생길 위험성이 높아진다.

고혈당이나 당뇨병에는 유전적인 요소도 상당히 작용한다. 하지만 가장 중요한 것은 개인의 식사 습관이다. 여기에 좋은 소식이 있다. 핀란드 국립 공공보건연구소의 자코 투오밀레토 박사팀의 연구 결과, 식사 내용과 생활 방식을 조금만 바꾸어도 당뇨병에 걸릴 위험을 크게 낮출 수 있다는 것이다. 체중을 4kg 정도 줄이고 건강에 좋은 식사를 하면서 규칙적인 운동을 병행하면 제2 유형 당뇨병에 걸릴 위험을 절반으로 낮출 수 있다는 것이다.

뇌가 제대로 활동하려면 당분이 꾸준히 공급돼야 한다. 따라서 우리는 모두 뇌의 포도당 수준을 일정하게 유지하고 혈당치가 급속하게 변동하지 않도록 노력해야 한다. 과도한 당분이나 급격한 인슐린 수치 상승에 우리의 뇌가 희생되지 않도록 보호하는 것이 그 첫걸음이다. 이를 위해서는 혈당치를 갑자기 높여 췌장에서 인슐린을 많이 생산하게 하는 음식을 피해야 한다.

우리가 섭취하는 당분은 탄수화물이라 불리는데, 두 종류가 있다. 첫째는 단당류로서 설탕을 말한다. 둘째는 다당류, 즉 전분으로서 과일, 야채, 우유, 시리얼 등에 들어 있다. 지난 10~20년 동안 당뇨병 환자가 그렇게 많아진 이유는 무엇인가? 전문가들은 식사 내용이 달라졌기 때문이라고 지적한다. 우리의 조상들은 천연 과일이나 야채에서 탄수화물을 얻었다. 현대인은 이와 대조적으로 정제된 설탕과 밀가루가 포함된 음식을 먹는다. 인류가 접하는 새로운 탄수화물인 셈이다. 그러나 좋은 영양이라고는 볼 수 없다. 혈당치를 급격하게 높이고 결국 급속하게 떨어뜨리기 때문이다.

문제는 우리의 몸이 이런 급격한 혈당치 변화에 맞게 설계되어 있지 않다는 데 있다. 최근에 과학자들은 음식을 섭취하면 혈당치가 실제로 어떻게 달라지는지 연구하기 시작했다. 그 결과 음식이 혈당치에 미치는 생리학적 효과를 비교할 수 있게 되었다. 이를 혈당 지수라고 한다. 해당 음식이 혈당을 높이는 정도를 0에서 100까지로 수치화한 것이다.

이 연구 결과는 탄수화물에 대해 오래 전부터 잘못 알고 있는 상식들의 정체를 폭로하고 있다. 예를 들면 다음과 같다. 첫째, 빵이나 감자, 쌀과 같은 단단한 음식은 소화와 흡수가 빠르다. 둘째, 캔디나 아이스크림처럼 설탕이 많이 든 음식은 혈당지를 급격하게 높이지 않으며 그 속도는 빵보다도 오히려 더 느리다.

혈당 지수가 높은 탄수화물은 몸에 좋은 HDL 콜레스테롤을 줄이고 당뇨병, 인슐린 저항성, 심장병 위험을 높인다. 이런 탄수화물은 허기를 심하게 느껴서 과식하게 만들고 비만을 유도한다. 따라서 혈당 지수가 높은 음식은 피하고 낮은 음식을 먹어야 한다. 그래야 혈당 수치가 급격하게 올라갔다 내려갔다 하지 않고 완만하게 변화하게 된다. 혈당 지수가 낮은 음식은 몸에 좋은 HDL 콜레스테롤을 늘려주고 식욕을 억제하며 몸의 지방을 태우도록 도와준다. 운동생리학자들의 연구 결과, 장기간의 힘든 운동을 하기 전에 혈당 지수가 낮은 음식을 먹으면 운동 능력이 좋아지는 것으로 나타났다.

당뇨병에 걸리지 않은 여성 3만 6000명을 조사한 최근의 연구결과도 비슷하다. 이들 중 혈당 지수가 낮은 음식, 특히 정제가 안된 곡물과 곡물 섬유를 먹는 사람들은 당뇨병에 걸릴 위험이 낮았다. 매일 세 차례씩 정제되지 않은 곡물을 먹으라는 것이 영양전문가들의 조언이다. 하지만 미국인들은 평균 하루 한 차례밖에 먹지 않는다.

혈당 지수는 음식이 생리학적으로 미치는 영향을 조사한 여러 연구 결과를 평균화한 것이다. 혈당 지수는 통상적으로 먹는 양을 기준으로 한 것이 아니다. 따라서 혈당 지수가 낮은 음식이라도 많이 먹으면 지수가 높은 음식을 적게 먹은 것과 같은 혈당량이 된다. 다음 표는 흔히 먹는 식품을 지수에 따라 분류한 것이다. 이 도표는 탄수화물 선택의 지침으로 제시한 것이다. 실제로 식탁에 앉아서 식사를 할 때 우리는 특정 음식이 혈당에 어느 정도 영향을 미치는지 잘 알지 못한다. 왜냐하면 혈당 지수가 높은 음식을 먹을 때는 이런 효과를 최소화하는 다른 음식과 함께 먹는 것이 보통이기 때문이다.

식초처럼 산성이 강한 식품은 혈당치가 급속히 상승하는 것을 막아준다. 브랜드 밀서 박사는 레몬주스와 식초(특히 적포도주 식초)에 이런 효과가 있음을 알아냈다. 산성이 강한 식품이 소화 과정을 늦추기 때문이라는 것이다. 효모 빵이 다른 빵보다 혈당 지수가 낮은 것도 산성 때문이다. 요구르트가 혈당의 급상승을 막아주는 것도 젖산 때문인 것으로 추정된다.

음식은 혈당치를 어느 정도로 높이는가?

최소(혈당 지수 〈 40)
사과 말린 살구 탈지 요구르트 버찌   땅콩 콩(강낭콩) 탈지유
낮음(혈당 지수 40~54)
볶은 콩 오렌지(오렌지 주스) 오트밀   요리한 당근 감자 칩 초콜릿 바   스파게티 포도 무가당 사과 주스
중간(혈당 지수 55~70)
바나나 현미 파인애플   통조림 옥수수 효모 빵 크루아상   감자 꿀 통밀 빵   아이스크림 흰 빵
높음(혈당 지수 71~84)
베이글 젤리 빈 과자 코코아 슈크림   콘 플레이크 프렌치 프라이 바닐라 웨하스
최대(혈당 지수 〉 85)
말린 대추야자 으깬 감자(인스턴트식품) 프렌치 바게트 빵   인스턴트식품의 쌀

• •

스트레스로 인한 과식

무엇을 먹느냐와 어떻게 먹느냐는 우리 삶에서 감정적 차원에서도 영향을 미친다. 먹는 것은 사랑의 표현이기 때문이다. 아이들이 음식을 밀어내면 어머니는 불안해지거나 거부당한 느낌을 갖게 된다. 식사를 함께 하는 전통은 업무에서나 사교에서나 중요한 의식이다.

불안하고 스트레스를 받으면 분별 있는 식사를 하기 어렵고 결국 건강한 뇌를 위한 다이어트도 힘들어진다. 스트레스를 심하게 받으면 식욕을 잃어버리는 사람도 많다. 하지만 그 반대의 경우도 많다. 스트레스를 받으면 충동적으로 먹는 사람도 있다. 혹은 옛날 습관이 갑자기 튀어나오기도 한다. 예컨대 회사로 출근하는 길에

208

초등학생 아들이 차에 남겨둔 감자 칩에 저절로 손이 가는 것이다.

기분 나쁜 통화를 마치고 전화기를 내려놓으면서 옆에 있던 쿠키 8개가 없어졌다는 걸 알게 된 적은 없는가? 몹시 힘든 하루를 보낸 뒤 아이들의 사탕이나 아이스크림, 샌드위치를 먹어 치운 일은 없는가? 먹은 흔적을 숨기면서 죄책감 같은 것을 느껴본 적은 없는가? 스트레스 때문에 뭘 먹어 치우는 경험은 누구나 한두 번씩은 갖고 있다. 이런 현상에는 두 가지 요인 있다. 스트레스를 주는 사건과 먹기 편한 식품, 가공 식품이나 디저트가 그것이다.

• • •

45세의 회계사인 리사는 기억력 훈련과 정신 자극 프로그램을 시작하기로 굳게 마음먹었다. 기억한 내용이 떠오르지 않는 일이 많아졌기 때문이다. 증상은 지난 몇 개월 전부터 특히 심해졌다. 그리고 상사나 아들이 '중년의 건망증'이라며 놀리는 것이 싫었다.

그녀가 나의 클리닉을 방문했을 때는 이미 독학으로 기억술을 어느 정도 배운 상태였다. 리사에 대한 최초의 평가 결과는 혈당 수치가 경계선에 걸쳐 있는 걸 제외하고는 정상이었다. 그래서 우리는 그녀를 영양사에게 보내 혈당 수치를 조절할 식사 지침을 제시하도록 했다.

리사는 오메가 3 지방과 항산화 음식을 많이 섭취하는 저지방 식사를 하고 혈당 지수가 높은 음식은 피하기로 했다. 그녀는 또 기억력 훈련 코스와 두뇌 체조 프로그램도 시작했다. 8주가 지나자 그녀의 기억력은 좀 나아졌으나 혈당 수치는 오히려 조금 올라가 있었다. 그녀는 다이어트 수칙을 그대로 지켰다고 맹세했다.

그러나 리사가 말하지 않은 것이 있었다. 아들을 위해 집안에 준비해 둔 도넛과 롤빵뿐 아니라 수시로 베이글과 아침 식사용 시리얼바를 먹었고 사무실에서 거의 매일 사람들의 생일이라고 나눠 먹는 케이크 얘기를 빼놓았던 것이다.

지난 일주일간 먹은 음식을 하나도 빼놓지 말고 요일별로 기록해야한다고 영양학자가 설득하자, 리사는 사실대로 밝힐 수밖에 없었다. 스스로에게조차 숨겨왔던 사실이지만 그녀는 당분 중독자였던 것이다. 스트레스를 받는 순간에 무의식적으로 단것을 찾는 것이 문제였다. 해가 진 뒤에 움직이는 흡혈귀처럼 그녀는 근처에 있는 달콤한 군것질 거리를 게걸스럽게 먹어치우곤 했던 것이다.

이런 사실을 자신은 의식하지도 못하고 있었다. 음식 리스트 덕분에 그녀는 스스로의 당분 문제를 파악하게 됐고 혈당 농도도 통제할 수있게 됐다. 기억력 훈련도 제대로 할 수 있게 됐고 업무 능률도 향상됐다. 직장에서는 뜻하지 않게 승진을 했다. 불평하는 사람은 단 한명, 아들뿐이었다. 도넛과 냉동 플레이크가 집안에서 사라지고 리사가 사다 놓은 건강식품을 먹을 수밖에 없었기 때문이다.

• • •

210

스트레스 때문에 과식을 할 때 가장 흔하게 먹는 음식이 바로 혈당 지수가 높은 탄수화물이다. 간식을 우적우적 씹어 먹을 때의 일회적인 달콤함은 뭔가 특별한 만족감을 준다. 그 결과 인슐린 수치가 치솟아서 혈당치를 낮추게 되면 굶주린 느낌이 찾아오고 이는 또다시 과식을 포함한 여러 가지 심각한 문제를 야기한다. 우리의 삶에서 스트레스를 완전히 제거할 방법은 없다. 그래서 스트레스로 인한 과식을 피하는 요령을 알고 있어야 한다. 다음의 지침을 보라.

스트레스로 인한 과식을 피하는 요령
- 건강에 좋지 않은 스트레스 식품을 집이나 승용차, 사무실에서 모두 없애라.
- 스트레스 과식이 일어나기 쉬운 장소 근처에 신선한 채소를 준비해두라. 장소는 주방, 사무실 책상, 자동차 등이 될 것이다.
- 가공 식품을 간식으로 먹지 마라. 먹고 싶다면 다음과 같이 뇌에 좋은 간식을 먹어라. 효모 크루통(버터로 구운 빵 조각), 블루베리, 딸기 등.
- 언제나 물병을 옆에 놔두고 있다가 스트레스를 받으면 물을 마셔라.
- 스트레스 과식을 하게 되는 장소에 '긴장을 풀고 몸에 좋은 음식을 먹어라'라고 쓴 표어를 붙여라.
- 스트레스를 받으면 잠깐 휴식을 취하라. 심호흡을 하고 쿠키나 도넛을 던져버리고, 스트레스 상황에서 빠져나오라. 그리고 스트레칭 체조를 하라.
- 제 4장을 읽고 스트레스 해소 기술을 개발하라.

뇌 건강에 좋은 식단을 짜라

뇌에 좋은 음식을 먹는 것과 육체에 좋은 음식을 먹는 것은 크게 다르지 않다. 충분한 항산화제, 몸에 좋은 지방과 탄수화물을 섭취하고 칼로리를 제한하는 것은 생각보다 어렵지 않다. 시작하기가 어렵지 그 다음은 누워서 떡 먹기다.

UCLA 대학의 데이비드 히버 박사는 건강에 좋을 뿐 아니라 맛도 좋은 음식을 먹으라고 강조한다. 권장 식품은 과일과 채소, 그 다음이 섬유질이 많은 빵과 시리얼, 곡물, 저지방 동물성 단백질(예컨대 껍질을 벗긴 닭, 생선, 탈지유 제품) 등이다. 그리고 허브, 향료, 마늘, 고추, 아보카도, 견과류, 씨, 올리브 등으로 맛을 내라고 권한다.

건강에 좋을 뿐 아니라 맛도 좋아야 뇌 다이어트를 평생토록 할 수 있다는 말이다. 뇌 건강에 좋은 음식에 관심이 있다면 합리적인 목표를 세우고 끈기 있게 실행하는 것이 최선의 방법이다. 뇌 건강에 좋은 식사의 기본 요소를 지킨다면 당신의 뇌 건강은 신속하게, 장기적으로 나아질 수 있다.

뇌 건강에 좋은 식사의 기본 요소

· 저지방 식사를 하라.
· 총 칼로리 섭취량에 신경 써라.
· 스트레스, 과식, 늦은 밤 간식을 피하라.
· 요요 다이어트를 피하라.
· 가공 식품과 혈당 지수가 높은 탄수화물을 피하라.
· 오메가 3 지방이 많은 음식을 섭취하라(생선을 주 2회 이상 먹어라).
· 오메가 6 지방을 피하라.
· 프렌치 롤 대신에 효모 빵, 옥수수 기름 대신에 올리브 기름을 먹도록 하라.
· 과일과 채소, 차 등 항산화 음식을 매일 다섯 가지 이상 섭취하라. 간식으로는
  냉동 혹은 신선한 블루베리를 먹어라.
· 카페인을 과다 섭취하지 마라.
· 물을 많이 마셔라. 하루 6잔 이상이 좋다.
· 비타민 E, 비타민 C뿐만 아니라 종합비타민도 먹어라.
· 허브와 마늘, 향신료를 써서 맛을 좋게 하라.

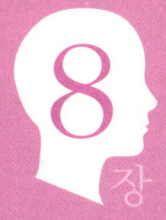

8장

뇌를 보호하는
생활 습관

서양의 의학적 전통에서는 건강을 유지하는 것보다는 병을 치료하는 것을 더 강조하는 경향이 있다. 노화와 기억력에 대한 장기적인 연구도 노화와 손실을 나타내는 징표를 밝혀내는 데 집중됐다.

그러나 이런 경향은 서서히 변화를 겪고 있다. 과학자들이 성공적인 노화, 그리고 노년의 건강에 관심을 쏟기 시작한 것이다. 성공적인 노화란 오래 사는 것뿐 아니라 잘사는 것을 의미한다. 병 없이 계속 활동하고 정신적이나 육체적으로 건강을 유지해야 성공적으로 늙었다고 할 수 있다.

맥아더 재단이 지난 10년간 지원해온 연구는 부정적인 결과보다 긍정적인 결과를 강조하는 혁신적인 접근법에 근거하고 있다. 맥아더 재단의 연구 결과는 노화에 대한 낙관주의를 심어주었다. 노년의 건강과 활력은 젊은 시절에 어떤 생활 습관을 택하느냐에 따라 결정되며 그 영향력은 유전보다 더 크다는 것이다. 성공적인 노화 여부를 결정하는 데 유전의 영향은 1/3밖에 되지 않는다. 나머지 2/3는 환경이 결정하는데, 환경의 대부분을 차지하는 것은 우리가 선택하는 생활 방식이다.

뇌의 건강을 위한 생활 방식은 신체의 건강을 위한 생활 방식과 대부분 일치한다. 데이비드 새처 박사가 건강한 삶을 위해 내린 처방을 요약하면 다음과 같다. 하루 30분씩 주 5회 적당한 운동을 할 것, 매일 다섯 차례는 과일과 채소를 먹을 것, 술·담배·불법 약물을 피할 것 등이다.

프랑스의 카렌 리치 박사가 118세 된 여성의 정신 상태를 연구한 결과를 보자. 그녀의 기억력은 정상적인 80세 노인과 동일했다. 유전적으로 장수 체질이긴 하지만 그녀의 뇌가 이렇게 젊은 것은 생활 방식 덕분일 가능성이 컸다. 그녀는 적당한 교육을 받았으며 육체적, 정신적으로 활력이 있었고 올리브 기름, 신선한 채소, 생선을 많이 먹었다.

내가 흔히 듣는 질문이 있다. "몸을 보살피고 뇌를 보호하기 위해 나쁜 습관을 고치려고 합니다. 그러기에 이미 늦은 나이는 몇 살쯤인가요?" 여기서 큰소리로 분명하게 말하고자 한다. "너무 늦은 나이란 없다!" 생활 습관을 좋은 쪽으로 바꾸면 곧바로 어제의 손실을 만회할 수 있다.

과거에는 앉아서만 지내던 40세의 사람이 주 4회 하루 30분씩 걷기 운동을 시작해 6개월간 계속했다고 하자. 이 사람에게 심장 발작이 일어날 확률은 지난 10~20여 년간 의식적으로 운동을 해온 40세의 사람과 같은 정도로 낮아진다.

운동은 뇌의 건강에 어떤 영향을 미칠까?

최근의 연구에 따르면 육체적 활동과 유산소 운동은 뇌 건강을 좋게 한다. 사람을 대상으로 한 장기간에 걸친 대규모 조사에서나 동물 실험에서나 같은 결과가 나왔다. 이제 과학자들은 육체적 활동이 뇌의 기억력 센터를 보호한다는 사실을 인식하게 됐다.

유산소 운동을 규칙적으로 하는 이유는 육체적 활력과 건강, 몸매를 유지하기 위해서다. 운동을 하면 엔도르핀이 많이 순환되기 때문에 정신 상태도 좋아진다. 엔도르핀이란 운동 후에 뇌에서 분비되는 호르몬인데 기분과 기억력을 즉시 나아지게 하는 효과가 있다. 엔도르핀은 체내 항우울제다. 정기적으로 유산소 운동을 하면 엔도르핀이 분비돼 기분이 좋아질 뿐만 아니라 장기적인 뇌 건강에도 좋은 영향을 미친다.

제대로 운동을 하려면 반드시 준비 운동으로 몸 풀기와 스트레칭을 해야 한다. 그래야 운동 중 부상을 피할 수 있다. 유산소 운동이란 심장이 더 빨리 뛰게 하고 허파가 호흡을 더 깊게 하도록 하는 것이다. 이런 활동을 규칙적으로 계속하면 심장 발작이나 뇌졸중 같은 노화와 관련된 질병을 줄일 수 있다.

많은 전문가들이 권하는 유산소 운동은 걷기다. 가장 안전하고 효과적인 에어로빅이라는 것이다. 성공적인 노화에 대한 맥아더 재단의 연구를 보자. 하루 45분씩 주 3~4회 걷기 운동을 1년간 계속한 노인들은 지구력이 두 배로 늘어났다.

철인 3종 경기나 마라톤 대회, 테니스 대회 우승자 등 육체적으로 뛰어난 성취를 거둔 사람들에게도 알츠하이머병은 닥쳐올 수 있다. 하지만 역시 신체적 활동이 알츠하이머병을 예방하는 데 분명 효과가 있다는 사실을 밝힌 최근 연구 결과는 많다.

동물들을 쳇바퀴나 러닝머신에서 운동시킨 결과 뇌에서 정보를 전달하는 시냅스의 숫자가 늘어나고 혈관이 새로이 형성된다는 사실이 밝혀졌다. 캘리포니아 라호야 시에 있는 솔크 연구소의 프레드 게이지 박사팀은 다 자란 쥐를 쳇바퀴에서 정기적으로 운동하도록 했다. 그 결과 운동을 하지 않은 쥐에 비해 뇌의 해마 부위에서 새로운 뇌세포가 두 배나 많이 생성된 것을 확인할 수 있었다.

과학자들은 그 이유를 두 가지로 추측한다. 운동을 하면 뇌에 산소와 영양분이 더 많이 공급되기 때문이거나 신경세포의 성장을 촉진하는 인자가 분비된다는 것이다. 이 연구가 기념비적으로 꼽히는 이유는 오래된 미신을 깼기 때문이다. 미신이란 성인의 뇌에서는 새로운 신경세포가 자라지 못한다는 것이다. 운동은 뇌세포를 살아 있게 할 뿐 아니라 새로운 뉴런이 자라도록 하는 것으로 보인다.

케이스 웨스턴 리저브 대학의 로버트 프리들랜드 박사팀은

20~60세의 자원자 500여 명을 대상으로 육체적 활동 정도를 조사했다. 그 결과 육체적으로 활발한 활동을 한 사람들은 나중에 알츠하이머병에 걸릴 확률이 그렇지 않은 사람들에 비해 1/3에 불과한 것으로 나타났다. 여기서의 육체적 활동이란 일주일에 몇 차례 정원을 가꾸는 것에서 라켓볼이나 매일하는 조깅까지 범위가 넓었다.

연구자들은 운동을 하면 나이와 상관없이 정신적 능력도 좋아진다는 사실을 발견했다. 즉, 적당한 운동을 하자마자 바로 정신적 능력이 향상된다는 사실을 관찰할 수 있다. 지속적으로 운동을 하면 장기적으로 인식 능력도 좋아진다는 점도 확인됐다. 유산소 운동은 인식 능력을 향상시킨다. 최근의 연구 결과에 따르면 그 중에서도 단기적으로 최대의 효과를 내는 부문은 과제 수행이다. 예컨대 계획을 세우거나 활동을 수행하거나, 업무를 조정하거나, 무표정하게 감정의 폭발을 억제하는 일 등이 거기에 포함된다.

이런 일들에 관련된 부위는 뇌에서 가장 진화된 부분이라고 일컫는 전두엽이나 전전두엽이다. 고양이나 거북이, 다람쥐 뇌의 이마쪽 피질은 인간보다 덜 발달됐으며 인간은 다른 동물보다 특히 이 부위의 능력이 뛰어나다.

사람은 노화하면서 뇌의 전두엽이 축소될 뿐만 아니라 활동 수준도 점차 떨어진다. 떨어지는 속도는 뇌의 다른 부위보다 전두엽이 더 빠르다. 전두엽과 후두엽을 잇는 뇌의 중간 부위의 활동 수준은 정상인의 경우 평생 동안 일정하다. 중간 부위는 감각 기능과 운동 통제 기능을 담당하는데 심지어 알츠하이머병 환자도 그 기능이 정상으로 남아 있다.

신체적 운동을 했을 때 가장 좋은 효과를 보는 부위가 바로 뇌의 전두엽이라는 데 많은 전문가들의 의견이 일치하고 있다. 테니스 나 달리기 등의 운동을 하는 60세 이상 노인들은 운동을 하지 않는 동년배에 비해 정신적 반응 속도가 더 빠르다. 뿐만 아니라 추론 능력, 기억력, 주의력, 지능도 더 나았다.

물론 운동을 하며 늙어가는 사람들이 가진 다른 장점이 한몫을 했을 수도 있다. 예컨대 그런 사람들은 건강에 좋은 음식을 먹고, 유전적 성향도 더 좋고, 감염을 방지하는 약을 먹고 있을 가능성이 크다. 조사 결과는 실험에 자원한 사람들의 나이에 따라 상당히 차이를 보인다.

사실, 대상자의 나이가 많으면 많을수록 육체적 운동이 정신 능력에 미치는 효과가 더 큰 것으로 나타났다. 물론, 검사를 시작할 당시에 이미 운동을 하고 있던 사람들의 경우, 운동을 시켰을 때 정신 능력이 얼마나 향상되는가를 측정하기가 더 어려운 것도 사실이다.

일리노이 대학의 아서 크레이머 박사팀은 60세에서 75세 사이의 건강한 성인을 대상으로 육체적 에어로빅 운동이 정신 능력에 미치는 영향을 6개월에 걸쳐서 연구했다. 대상자를 두 집단으로 나눠서 한 집단은 걷기 운동을 시켰고 다른 집단은 스트레칭과 미용 체조만 하도록 했다.

운동 집단에게는 적절한 기본 사항을 가르쳤다. 시작 전에는 준비 운동, 끝낼 때는 정리 운동을 해야 한다는 것, 운동량을 점진적으로 서서히 늘려가야 한다는 것, 운동 중의 부상을 피하는 법 등이다. 연구자들은 이런 운동이 뇌의 전두엽 기능을 좋게 할 것이라고 예측했다. 에어로빅 운동(걷기)은 일주일에 3일, 하루 10~15분씩 매주 3차례 하는 것으로 시작했다. 운동 시간은 매번 1분씩 늘려서 최종적으로는 하루 40분이 되도록 했다.

운동을 하지 않는 집단은 운동 집단과 같은 시간만큼 스트레칭을 시켰다. 스트레칭의 범위와 요령도 가르쳤다. 몸 전체의 주요 근육은 모두 늘려주되 약간 아플 정도의 강도로 했다.

과학자들이 예측한 대로, 집행 능력(점검하기, 스케줄 짜기, 계획 세우기, 기억하기) 면에서 유산소 운동을 한 집단이 스트레칭만 한 집단에 비해 더 나아진 것으로 나타났다. 특히 정신적 주의력이 눈에 띄게 좋아졌다.

유산소 운동만이 뇌를 젊게 하는 것은 아니다. 노인들에게 웨이트 트레이닝을 시켜본 노인병 학자들은 3개월만 연습해도 넓적다리 앞쪽 근육은 두 배, 뒤쪽 근육은 세 배로 힘이 세졌으며 근육 자체도 불어났다는 것을 확인했다. 노인들은 근육이 강화됐을 뿐만 아니라 한두 달 만에 심신도 크게 안정됐다. 근육 조직이 불어나면 신체의 대사 작용이 더 활발해지고 칼로리 소모도 많아진다. 그 결과 체중이 줄어들어 비만과 관련된 고혈압, 뇌졸중, 당뇨병을 예방할 수 있다. 이들 질병은 뇌의 노화를 촉진시킬 수 있다.

오늘날 수많은 스포츠와 몸매 가꾸기 프로그램이 개발돼 있는데도 불구하고 많은 사람들이 바쁘다며 이를 완전히 무시하고 산다. 업무와 사회 활동, 부모님과 아이들을 동시에 돌보느라 너무 바쁘다는 것이다. 이렇게 번잡한 일들 속에서 정기적으로 운동 시간을 짜내기 어렵다. 하지만 운동 시간은 반드시 다른 것보다 우선해서 확보해야 한다. 운동 습관을 들이면, 몸에서 엔도르핀이 분비되어 기분이 좋아질 것이며 몸매도 나아진 것을 눈으로 확인할 수 있다. 정말로 시간이 없는 사람들은 일상생활에서 늘 조금씩 운동을 하면 좋다. 엘리베이터 대신에 계단을 이용하고, 커피 타임에 5~10분이라도 힘차게 걸어라. 주말에는 파자마를 입고 종일 TV나 볼 것이 아니라 배우자나 친구와 함께 야외 활동을 하라. 운동은 유산소 운동이 좋다. 그리고 반드시 운동 전후에 스트레칭을 하고 근육을 풀어주어야 한다. 생활 방식 속에 운동을 포함시켜서 습관적으로 일정하게 운동을 하는 것이 핵심이다. 처음에는 하루 10~15분밖에 시간을 내지 못할지라도 그 시간을 철저하게 이용하라. 그리고 가능하면 매일 하도록 하라.

다음은 운동의 일반적인 요령이다. 이에 맞게 운동을 시작하면 우리의 뇌를 젊게 유지할 수 있다.

건강한 뇌를 위해 운동 프로그램

· 운동 전에는 준비 운동을, 운동 후에는 정리 운동을 반드시 하라.
· 유연성을 늘리고 부상을 피하려면 반드시 스트레칭과 근육 풀기를 해주어라.
· 친구와 산책을 하는 습관을 들여라. 몸에도 좋고 사교에도 유익하다.
· 운동 중 부상에 대해 공부하고 이를 피하는 방법을 배워라. 부상이나 급격한 체온 변화를 피하려면 운동에 맞는 복장과 신발을 갖춰라.
· 시간이 지나면서 운동 시간과 강도를 점진적으로 계속 늘려라. 뇌의 건강을 위해 철인 3종 경기를 할 필요는 없다. 정기적으로 하는 적당한 운동으로 충분하다.
· 유산소 운동과 웨이트 트레이닝을 병행하라.
· 일상생활에서도 운동이 되는 쪽을 택하라. 그래야 오래 계속할 가능성이 크다. 동네를 산책하는 것이 지겹다면 러닝머신이나 자전거 운동기를 이용하면서 책을 보거나 TV를 시청하면 된다.
· 운동을 시작하기 전에 의사와 상의하라. 운동으로 영향을 받을 수 있는 질병을 앓고 있다면 특히 그렇게 해야 한다.

머리 부상은 뇌의 인지 능력을 저하시킨다

에어로빅 몸매 가꾸기 프로그램을 고를 때 나는 환자들에게 머리 부상을 입을 수 있는 종목은 피하라고 권한다. 미국인 중에 어떤 형태로든 머리 부상으로 뇌에 손상을 입은 사람은 500만 명이 넘는다. 이런 부상은 거의 모두 미리 예방할 수 있는 것들이다. 머리를 조금이라도 다치지 말라. 뇌의 인지 능력이 저하된다. 안전벨트를 하고, 음주 운전 차량에 타지 않으며, 자전거 등을 탈 때에는 헬멧을 써야 한다.

컬럼비아 대학의 리처드 메이유 박사팀의 연구에 따르면, 뇌 부상으로 한 시간 이상 기절했던 사람은 나중에 알츠하이머병에 걸릴 가능성이 2배 정도 높다는 사실이 드러났다. 부상자가 APOE-4 단백질과 관련된 유전적 위험이 있는 경우에는 발병 가능성이 10배로 커졌다.

듀크 대학의 브렌다 플래스먼 박사팀의 연구 결과는 더 충격적이다. 이들은 머리 부상을 입은 적이 있는 재향 군인의 의료 기록을 연구했다. 부상을 입은 시기는 최고 50년 전인 경우도 있었다. 경미한 머리 부상으로 기절을 했거나 부상 후유증인 기억 상실을 30분~24시간 겪은 적이 있는 재향 군인은 부상 경험이 없는 재향 군인에 비해 알츠하이머병 발병 위험이 2배나 높았다. 부상이 심할수록 발병 위험이 높았다. 머리 부상으로 입원했거나 24시간 이상의 기억 상실을 경험한 사람은 나중에 알츠하이머병이 생길 위험이 4배로 높았다.

이런 연구는 대부분 상당한 부상을 대상으로 한 것이다. 하지만 많은 전문가들은 그보다 경미한 머리 부상이라도 여러 차례 반복되면 뇌의 노화를 촉진할 위험이 있다고 믿고 있다. 최근의 연구 결과를 보자. 몸을 부딪치며 하는 경기에서 반복적으로 경미한 머리 부상을 입으면 기억력에 어떤 영향을 미치는지 연구한 것이다. 네덜란드의 에릭 매스터 박사팀은 20대 중반의 아마추어 축구 선수들을 같은 연령대의 수영 선수와 달리기 선수들과 비교했다. 후자는 머리 부상을 입을 위험이 적은 종목들이다.

그 결과 축구 선수들은 30% 이상이 기억력 저하를 겪고 있는 데 비해 수영 선수나 달리기 선수들은 이 비율이 10% 미만에 불과한 것으로 나타났다. 이들의 기억력 저하 증상이 경미한 것은 사실이지만 앞으로 기억력이 더 떨어지지 않을까 하는 우려가 생길 수밖에 없다.

UCLA 대학의 데이비드 호브다 박사와 마빈 버그스나이더 박사는 최근에 상대적으로 경미한 뇌진탕을 입은 환자들을 대상으로 뇌 PET 촬영을 했다. 그런데 경미한 뇌진탕 환자들의 PET 영상이 심각한 뇌 손상으로 혼수상태에 있는 환자들의 영상과 비슷한 것으로 나타났다. 호브다 박사는 환자가 뇌진탕 이후에도 정상적으로 걷고 말하고 정신이 말짱한 것처럼 보여도 뇌의 기능은 정상이 아닐지도 모른다고 지적했다.

이처럼 많은 사실을 알고 나면 생각이 달라질 것이다. 특히 당신이 취미로 하는 미식축구 팀의 쿼터백이고 일요일마다 두세 차례

태클을 당한다면 월요일 두 차례의 아침 회의를 모두 까먹는다 해도 놀랄 일이 아니다. 취미를 테니스로 바꾸고 싶어질 것이다.

UCLA 대학의 폴 사츠 박사는 뇌의 예비 능력(brain reserve capacity)이 사람마다 다르다고 말한다. 예비 능력이란 뇌가 손상을 견딜 수 있는 여력을 말한다. 예비 능력이 큰 사람은 머리를 한 대 맞아도 별 영향이 없는 데 비해 예비 능력이 작은 사람은 쉽게 뇌기능 장애로 이어질 수 있다.

예비 능력은 뇌 신경망의 여분으로 설명이 가능하다. 뇌가 반복적으로 경미한 부상을 입으면 계속해서 예비 능력을 깎아 먹어서 결국 한계점을 지나 증상이 뚜렷이 나타난다고 볼 수 있다. 사츠 박사의 이론은 이런 생각과 궤를 같이 한다.

뇌 예비 능력 이론을 지지하는 다른 연구도 있다. 사우스 플로리다 대학의 제임스 모티머 박사팀은 머리 둘레의 길이가 뇌 신경세포의 숫자와 신경망의 조밀도를 반영한다고 추정했다. 연구 결과 머리의 크기로 그 사람이 나중에 알츠하이머병에 걸릴 위험을 예측할 수 있다는 사실이 드러났다. 머리가 크면 위험이 낮았다.

다른 학자들의 연구에서도 같은 결과가 나왔다. 뇌를 촬영해 뇌 용량을 직접 측정한 연구도 이같은 결과를 뒷받침하고 있다. 컬럼비아 대학의 피터 쇼필드 박사팀은 뇌 면적이 $1cm^2$ 증가할 때마다 알츠하이머병 발병 시기가 4개월 늦어진다는 사실을 발견했다.

머리에 부상을 입으면 뇌에는 당장 아밀로이드 반점(알츠하이머병에 걸린 뇌에서 관찰되는 아밀로이드 단백질 덩어리)이 생긴다. 이는 머리 부상과 알츠하이머병 사이의 연관성을 보여주는 또 하나의 단서다. 똑같은 부상을 입어도 젊은이보다 노인의 뇌에 더 뚜렷한 아밀로이드 반점이 생기는 것은 사실이다. 하지만 10세의 어린이라도 머리에 부상을 입으면 뇌에 아밀로이드 반점이 생기는 것으로 드러났다.

머리 부상에 뒤따르는 인지 기능 저하에는 알츠하이머병을 일으키는 APOE-4 유전 인자도 영향을 미친다. UCLA 대학의 배리 조딘 박사는 권투 선수에게 일어나는 심각한 뇌 손상에 APOE-4 유전 인자가 관련 있다는 사실을 발견했다.

APOE-4 유전 인자를 많이 가진 사람이 머리에 부상을 입은 경우 뇌에 아밀로이드 반점의 양이 더 많았다. 즉 이런 유전 인자를 가진 사람은 머리 부상을 입을 가능성이 큰 직업이나 운동을 피하는 것이 좋다. 권투, 축구, 미식축구, 자동차 경주, 스턴트, 헬멧 충돌 테스트 등이 여기에 속한다.

무조건 담배를 끊어라

담배가 해롭다는 것은 누구나 안다. 폐암을 비롯한 각종 암뿐만 아니라 심장병, 뇌졸중, 그밖에도 수많은 질병을 유발할 수 있다. 하지만 담배가 뇌 건강에 미치는 악영향에 대해서는 잘 알려져 있지 않다.

흡연자는 알츠하이머병에 걸릴 위험이 확실히 높다. 컬럼비아 대학의 리처드 메이유 박사팀은 수많은 성인들을 조사한 결과, 흡연자는 비흡연자에 비해 알츠하이머병에 걸릴 위험이 2배나 높다는 사실을 알아냈다. 그렇지만 뒤늦게라도 담배를 끊으면 발병 위험이 줄어든다.

데이비드 새처 박사는 모든 흡연자에게 담배를 끊으라고 권한다. 일단 끊으면 효과는 빠르게 나타난다. 당장 신체의 일산화탄소 수준이 급격하게 떨어지고 심장 발작으로 사망할 확률이 금연 후 일주일이 지나면 줄어들기 시작한다. 금연 후 5년이 지나면 심장 발작 위험이 원래부터 흡연을 하지 않던 사람과 같은 수준으로 떨어진다.

금연을 위한 상담과 교육, 도움을 받으면서 당사자가 합당한 노력을 하면 성공할 수 있다. 집중적인 금연 치료 프로그램 중에는 장기적인 금연 성공률이 50%에 육박하는 것도 있다. 니코틴 패치와 니코틴 껌도 효과가 있는 것으로 나타났는데, 다른 치료법과 병행했을 때 특히 효과가 좋았다. 뷰프로피온(상품명 웰부트린) 같은 항우울 약품도 일부 사람들의 금연에 도움이 된다. 물론, 금연 방법이 효과가 있으려면 당사자가 어떤 이유에서든 정말로 담배를 끊으려는 생각이 있어야 한다. 담배가 인지 기능에도 해롭다는 것을 알았으니 끊어야 할 이유가 또 하나 늘어난 셈이다.

한편, 니코틴은 신경전달 물질이기도 하다. 이 때문에 니코틴 패치를 이용해 정신분열증이나 투렛 증후군을 완화시키려는 실험도 행해졌다. 알츠하이머 환자의 뇌에서는 니코틴 수용체가 적어지기 때문에 니코틴 강화약물은 노화와 관련된 기억력 손실을 치료하려는 목적으로 쓰인다.

버몬트 대학의 폴 뉴하우스 박사는 알츠하이머 환자에게 니코틴 합성체를 투여하면 학습 및 기억 능력이 향상된다는 사실을 확인했다. 니코틴이 기억력과 관련된 뇌의 일부 수용체에 도움을 주는 것은 사실이다. 하지만 흡연은 이런 간접적인 이익보다 건강에 끼치는 직접적인 피해 쪽이 훨씬 크다.

흡연자를 위해 좋은 소식이 있다. 담배를 끊기에 너무 늦은 나이란 없다는 것이다. 나이가 아무리 많더라도 금연을 하면 건강에 좋다. 금연을 하면 체중이 좀 불어난다는 사람들도 있지만 정기적으로 운동을 하면 체중 증가를 비롯해 금연으로 나타나는 육체적·정신적 금단 증상들을 상쇄할 수 있다.

• •

알코올, 어느 정도가 적당할까?

음주는 단순히 생활 방식의 선택 문제가 아닐 수도 있다. 어떤 사람들에게는 매일 하는 일상적인 사회 활동이다. 술 한 잔을 앞에 놓고 업무상의 만남을 갖는 것은 점심 식사를 하면서 회의하는 것만큼이나 일반적으로 용인되는 방식이다. 어떤 집단에서는 점심 때에도 술 한두 잔을 마신다.

알코올은 사람들이 사용하고 오용하는 가장 일반적인 물질 중 하나이다. 알코올 과용이 건강에 끼치는 해로움은 음주 운전 사고에서 간 질환에 이르기까지 널리 알려져 있다. 뇌와 상관성을 따져보더라도 장기적으로 알코올을 과용하면 뇌세포가 파괴되고 심각한 기억력 손상이 생긴다. 그렇지만 놀랍게도 알코올을 적당히 섭취하는 것은 실제로 뇌에 좋다고 한다.

• • •

사라는 성인이 된 뒤에 언제나 건강에 주의하면서 살았다. 술은 이따금 사교 모임에서만 마셨고 매일 적어도 20분은 걷기 운동을 했다. 걷기 운동 파트너인 남편이 죽은 뒤에도 마찬가지였다. 기억력을 위해 낱말 맞추기 게임도 매일 거르지 않고 했다. 사라는 72세의 나이에도 불구하고 기억력이 뛰어나게 좋았다.

그러나 그녀의 일란성 쌍둥이인 리디아는 다른 길을 걸었다. 파티를 좋아하는 그녀는 오랫동안 술, 담배를 많이 했으며 운동을 매우 싫어했다. 알코올 중독일지도 모른다는 걱정을 들으면 그녀는 '나는 기분 좋은 시간을 갖는 것뿐이야'라며 무시했다.

하지만 나이가 들면서 혹사당해온 그녀의 육체가 말썽을 부리기 시작했다. 지난 몇 년 새 리디아는 파티에서 만취해 여러 차례 정신을 잃었다. 리디아와 사라는 유전적으로 똑같은 인자를 물려받았지만 기억력과 인지 기능에 큰 차이가 생겼다. 리디아는 알츠하이머병의 초기 단계에 있었다. 두 사람의 생활 방식의 차이가 만들어낸 엄청난 결과였다. 음주, 흡연, 운동 부족이 리디아에게 미친 영향은 너무나 컸다.

• • •

사라와 리디아와 같은 경우는 적지 않다. 쌍둥이에 대한 UCLA

대학의 연구에서도 유전적 성향은 뇌의 노화에 영향을 미치는 한 가지 요소에 불과하다는 점이 드러났다. 음주, 흡연, 지방이 많은 식사를 하는 등의 생활양식의 차이는 심지어 일란성 쌍둥이에게서도 인지 기능에 차이를 가져오게 된다.

네덜란드의 로테르담에서 8년간 연구한 바에 따르면, 하루에 1~4잔 정도의 가벼운 음주는 실제로 심각한 기억력 저하를 예방하는 효과가 있는 것으로 밝혀졌다. 프랑스 보르도 지방에서도 비슷한 연구가 이뤄졌다. 포도주를 적당히 마시는 사람은 알츠하이머병 위험이 낮은 것으로 나타났다. 적당한 음주자에게 심각한 인지 기능 장애가 발생할 위험은 비음주자나 과음자에 비해 낮았다.

적당한 음주에는 다른 이점도 있다. 최근의 한 연구에 의하면 심장 발작이 일어날 확률도 40%나 줄여준다고 한다. 북미에서 적당한 음주란, 남자의 경우 하루 두 잔까지, 여자의 경우 하루 한 잔 정도를 말한다.

이 정도의 음주로도 심장병이나 뇌졸중 위험이 높아질 가능성이 있는 것은 사실이다. 하지만 알코올은 감염과 유해 산소의 형성을 억제하는 항산화 효과가 있어서 뇌의 노화를 막아준다.

알코올이 어떻게 심장이나 뇌를 보호하는 효과를 일으키는지는 정확히 알려지지 않았다. 다만 조직을 손상시키는 혈전 생성을 막아주는 항혈소판 효과가 원인일 것으로 추측된다. 많은 전문가들은

술 중에서 특히 항산화 효소가 많은 적포도주가 뇌 건강에 좋다고
한다. 하지만 전문가들은 술을 마시지 않는 사람에게 음주를 권하
지는 않는다. 음주를 시작하면 건강에 도움이 되기보다 해치게 될
잠재적 위험이 훨씬 크기 때문이다. 물론 과음하는 사람은 음주량
을 줄여야 한다. 적당히 마시는 사람은 계속 현 상태를 유지하는 것
이 좋다.

밖으로 나가 즐겁게 지내라

성공적으로 늙으려면 정신적, 육체적으로 활동을 하라는 것이 맥아
더 재단의 연구 결과이다. 운동, 취미 생활, 자선 활동 같은 의미 있
는 행위를 계속 하고 가까운 사람들과 친하게 지내라는 것도 권장
사항이다.

　어떤 주어진 활동에 개인적으로 더 많이 참여할수록 그에 따른
건강의 이익도 더 크다. 이런 활동은 뇌 건강도 증진시킨다. 맥아더
재단이 정의한 성공적인 노화에서 큰 몫을 차지하는 것은 높은 인
지 능력이라는 점을 알아두자.

　사람들과 친밀한 관계를 맺고 산다는 것은 서로 도움을 주고받

는다는 뜻이다. 도움은 여러 가지 형태를 띨 수 있다. 가까운 친구 관계, 안정된 부부 사이는 장기적으로 우리의 뇌 기능을 더 좋게 한다. 사랑하고 존경하고 높이 평가하는 사람들과 시간을 보내는 것도 마찬가지 효과가 있다. 건강한 사회적 관계는 장수와 연관이 있는 것으로 조사됐다. 친한 사람은 우리를 실질적으로 도와준다. 그들 덕분에 우리는 더 나은 진료 기관을 찾아 나서게 된다. 또한 담배를 피우지 않고 저지방 식사를 하는 등의 좋은 생활 습관을 가진 사람들을 가까이 하면 아무래도 긍정적 영향을 받기가 쉽다.

사회적 지원(우리가 타인으로부터 얻은 실질적인 정서적 이익)은 심지어 생물학적으로도 우리에게 직접적인 혜택을 준다. 우리는 다른 사람들과 상호 작용하도록 유전적으로 프로그램이 되어 있다. 대화와 신체 접촉, 타인과의 관계 맺기는 우리 삶의 행복에 핵심적인 요소이다. 우리가 서로를 보호하고 기쁨과 걱정을 함께 나누는 것은 사회 집단 속에서 가능하다. 좋은 사회적 지원을 받으면 인체 내의 스트레스 호르몬인 에피네프린, 노르에피네프린, 코르티솔 수치가 뚜렷하게 내려간다는 사실이 최근 남자들을 대상으로 한 연구에서 드러났다. 이 같은 증거는 정신적, 육체적으로 건강하려면 고립을 피하고 사람들과 관계를 맺으며 지내라는 강력한 메시지를 담고 있다.

후안은 즐겁게 사는 72세의 은퇴한 기술자로 평생 건강하고 활동적으로 살았다. 그런데 최근에 제2형 당뇨병에 걸리고 말았다. 그는 아내의 주의 깊은 감독 아래 식사와 약물로 당뇨를 통제했다. 그러나 아내가 뇌졸중으로 갑자기 사망하자 그의 마음은 극도로 심란해졌다.

딸 안나는 아버지가 혼자 아파트에서 지내는 것이 걱정되었다. 후안은 점차 자기 힘으로 일어섰지만 집안에 틀어박혀서 의기소침해 있었고 안나는 아버지가 혼자서 음식도 하고 청소도 하는 것이 마음이 편치 않았다.

안나는 어머니가 생전에 끊임없이 불평하던 이야기를 떠올렸고 아버지의 생활 행태를 짐작할 수 있었다. 하루 종일 TV 앞에 앉아서 몸에 안 좋은 정크 푸드(칼로리는 높으나 영양가는 없는 스낵류)나 먹곤 했다. 그러니 혈당 수치가 끝없이 올라갈 수밖에. 아내가 죽은 다음에 후안은 식사도 거의 하지 않았고 친구들과 매주 하던 포커 게임에도 흥미를 잃었다.

안나는 직장 일과 아이들 돌보기에 바빠 여유가 조금도 없었다. 어느 날 오후 아버지를 보러 간 안나는 아버지가 마룻바닥에 기절해 있는 것을 발견했다. 응급실 의사는 저혈당증과 우울증이라고 진단하고 아버지의 식사를 잘 감독하고 매일 항우울제를 투여하라고 지시했다.

그날 저녁 가족과 의논을 마친 안나는 아버지에게 함께 살아야 한다고 주장했다. 아버지는 반대했지만 안나는 이를 받아들일 수 없었다. 게다가 안나는 무료로 아이를 봐줄 사람도 필요하다고 설득했다. 그는 '네 엄마처럼 자기 뜻대로 될 때까지는 잔소리를 멈추지 않는구나' 하면서 마침내 손을 들었다.

한 지붕 밑에 살게 되자 아버지에게 관심을 갖기가 훨씬 수월해졌다. 그녀는 아버지를 매주 세 차례씩 지역 노인센터에도 태워다 드렸다. 후안은 아이들을 보살피고 숙제를 봐주는 것을 즐거워했다. 그 덕분에 안나 부부는 가끔 저녁 외출도 할 수 있었다. 안나가 건강식을 요리해주는 데다 약 복용도 잘 감독했으므로 후안의 당뇨 수치는 안정되었다. 점점 기분이 좋아진 그는 마침내 친구들과 포커 게임도 예전처럼 즐기게 되었다.

• • •

• •
섹스와 기억력

의미 있는 목적을 추구하고 사람들과 건강한 관계를 맺으며 육체적으로 활발히 움직이면 늙어가면서도 정신적, 육체적 건강을 유지할 수 있다는 사실을 살펴보았다. 이와 함께 의미 있는 사생활도 우리의 뇌를 젊게 유지하는 또 다른 방법이라는 증거가 있다. 건강하고 활동적으로 성생활을 하는 사람들은 정신적·육체적으로 더 활동적이고 삶에도 관심이 더 많다. 이는 성공적인 노화의 특징이기도 하다. 건강한 성생활은 생리적으로나 정신적으로 뇌 기능을 더 활발하게 한다.

체계적인 연구에 따르면 성에 대한 인간의 태도와 관심은 평생 동안 큰 변화 없이 일정하다. 노인들을 조사한 결과 시간과 장소, 파트너만 알맞으면 거의 모두 섹스를 하고 싶어 하는 것으로 나타났다. 노인 성생활의 가장 큰 장애는 적당한 파트너가 없는 것이다. 여성은 남성보다 수명이 길다. 85세가 되면 여성이 남성보다 두 배나 많다. 65세 이상 노인의 20%는 테스토스테론(남성 호르몬) 수치가 낮고 사정에 어려움을 겪는다. 그러나 발기 불능을 치료하는 새로운 약들이 해답이 될 수 있다. 비아그라는 여러 형태의 발기 부전에 안전하고 효과적인 약이다. 그 덕분에 80대나 90대의 노인들도 건강한 성생활을 즐길 수 있게 됐다. 이것은 당연히 뇌의 건강에 좋다.

노화에 따른 질병이나 이를 치료하는 약물 때문에 성생활이 어려운 경우가 있다. 하지만 이는 극복할 수 있다. 예컨대 관절염 환자는 신체의 유연성이 필요할지도 모를 로맨틱한 만남이 예정돼 있으면 때맞춰 약효가 나타나도록 진통제를 복용할 수 있다. 에스트로겐(여성 호르몬)과 테스토스테론 대체 요법도 성생활에 도움이 될 수 있다. 그리고 현재 이런 호르몬이 기억력에 직접 도움을 줄 수 있는지에 대해서도 연구가 진행 중이다(9장 참조).

만성적 수면 부족을 피하라

뇌에 영향을 주는 또 하나의 요인은 수면 부족이다. 만성적인 불면증과 수면 부족은 우울증이나 정신적 스트레스 혹은 양자 모두의 원인이나 결과가 될 수 있다. 수면 부족은 인간관계나 작업 능률에 치명적인 해를 끼친다. 심각하고 만성적인 수면 부족은 정신 능력을 손상시킨다. 뇌의 코르티솔 수준을 높이고 인슐린 저항성을 증가시켜 혈당치를 높인다(제2형 당뇨병의 전조). 코르티솔과 당뇨병은 모두 기억력 손상과 관련이 있다. 다행히 이 과정을 역전시킬 방법이 있다. 부족한 잠을 보충하기 위해 하루 12시간만 침대에 누워 있으면 된다. 앞의 4장에서 서술한 잠자는 요령이 효과가 없으면 전문가의 도움을 받는 것이 좋다.

기분 전환을 위한 약물

1970년대 후반에서 1980년대 초반에 코카인이 도시의 여피족이나 잘나가는 젊은이들 사이에서 유행했다. 하지만 점차 많은 사람들이 그 해로움을 인식하게 되면서 기분 전환용 약물을 그만두었다.

51세의 닉은 도시에서 잘되는 식당을 운영하면서 살고 있다. 그는 대학 시절 마리화나를 팔아서 학비를 조달했다. 물론 번 돈의 절반은 자신이 피워 없앴지만, 졸업 후에 요리학교에 들어갔고 마리화나 거래는 그만뒀다. 하지만 피우는 습관은 여전했다. 가끔 LSD, 코카인, 암페타민 등도 써봤지만 어디까지나 마리화나가 취미이자 생활의 일부였다.

그에게 마리화나는 부모님이 식사 전에 칵테일을 한 잔 마시는 것처럼 자연스러운 사회 활동이었다. 그는 마리화나가 해롭거나 중독성이 있다고는 생각지 않았다. 헤로인은 물론이고, 심지어 술만큼도 나쁘지 않다고 여겼다.

닉은 5년 전부터 기억력이 약간 떨어진 것을 느꼈다. 식당 단골 고객의 이름이 생각나지 않았던 것이다. 그 다음에는 예약에서도 실수를 했고 직원들 일정표 짜는 일조차 악몽처럼 어렵게 느껴졌다. 전처는 그가 아들을 태우러 가는 일을 두 번이나 고의로 잊어버렸다고 비난했다.

닉은 결국 전문의를 찾았다. 약간의 기억력 손상이 확인됐지만 전체적인 기억능력 검사 점수는 그리 나쁘지 않았다. 그 나이의 정상 범위 내에서 하위 그룹에 속하는 정도였다. 의사는 마리화나를 끊으라고 강력하게 권고했다. 몇 십 년간 해온 습관을 그만두면 정신적·육체적으로 어려움을 겪겠지만 만성적으로 마리화나를 사용하면 기억력이 감퇴된다는 증거는 무수히 많다고 설명했다.

마리화나를 끊는 것은 닉의 짐작보다 더 어려웠다. 하지만 몇 차례의 실패 끝에 그는 여자 친구와 사업 파트너의 도움을 얻어 3개월간 마리화나를 피우지 않는 데 성공했다. 닉은 몇 주일 만에 기억력이 나아지는 것을 느꼈고, 3개월째에는 주위 사람들이 그의 명민함을 언급하기 시작했다. 뿐만 아니라 힘도 더 나고 기분도 좋아졌으며 성욕도 강해졌다. 특히 그가 뚱한 것을 항상 불만으로 여기던 여자 친구가 무척 좋아했다.

닉은 아직도 기억력이 젊을 적만은 못하다고 약간은 불평한다. 하지만 이제는 기억력 때문에 자신의 직업 생활이 위협받는 일은 없다. 요즘 그의 기억력 검사 점수는 그 나이 또래의 정상 범위에 속한다.

• • •

마리화나는 선진국에서 가장 널리 사용되는 불법 약물로 꼽힌다. 장기간 마리화나를 사용하면 기억력과 주의력, 그리고 정보처리 능력이 손상될 수 있다. 마리화나에 중독되면 새로운 정보를 습득하거나 최근의 일을 기억해내기가 힘들어진다. 오랫동안 심한 마리화나 중독을 겪은 사람들을 조사한 결과 언어적 기억력과 시각적 기억력, 주의력이 낮은 것으로 드러났다. 그렇지만 마리화나를 끊으면 그런 해로운 영향도 줄어든다.

근래에는 새로운 향정신성 약물이 한꺼번에 나왔다. 그중 가장 널리 알려진 것이 엑스터시다. 동물 실험 결과 엑스터시는 세로토닌을 생산하는 뇌세포를 손상시키는 것으로 나타났다. 세로토닌은 기분을 조절하고 우울증을 막아주는 신경전달 물질이다. 엑스터시를 집중적으로 사용하면 언어적 기억력과 시각적 기억력이 모두 떨어진다.

최근의 연구에 따르면, 엑스터시 사용자는 이를 끊은 후 1년이 지난 후에도 보통 사람에 비해 기억력이 손상돼 있는 것으로 나타났다. 안전성이 실험되지 않은 새로운 약물이 아무데서나 쉽게 만들어져서 널리 배포되는 세상이다. 기분 전환을 위해 약물을 사용하는 사람들은 생각보다 심각하게 뇌의 건강을 해칠 수 있다는 점을 인식해야 한다. 너무 빤하게 들릴지 모르지만, 나의 충고는 '절대 사절하라'이다.

뇌에 농축된 알루미늄

알츠하이머병과 기억력 손상에 대해 강의를 할 때 거의 항상 받는 질문이 있다. 알루미늄에 노출되는 것이 악영향을 미치지는 않느냐는 것이다. 사람들은 주방용구나 탈취제 등 알루미늄 함유 제품을 사용하는 것을 걱정하고 있다.

과학자들은 이런 잠재적 위험성을 여러 방법으로 조사했다. 최근에 프랑스 과학자들은 8년간에 걸친 연구 결과를 발표했다. 이에 따르면 식수에 알루미늄이 많이 함유된 지역에 사는 사람은 알츠하이머병에 걸릴 위험이 2배 가량 높다. 하지만 이런 결론은 다른 연구에서 증명되지 못했다.

알츠하이머병 환자의 부검 연구에서 뇌의 손상 부위에 알루미늄이 어느 정도 농축돼 있다는 점이 드러났다. 하지만 양자 사이의 분명한 연관성을 밝혀내지는 못했다. 알루미늄이 뇌를 손상시킨다기보다는 손상 부위에 뒤늦게 알루미늄이 쌓였을 가능성이 있다.

그 밖의 함정들

납이나 살충제, 기타 독성 화학 물질에 노출되면 분명 뇌세포가 해를 입을 가능성이 있다. 살충제는 특히 파킨슨병을 일으킬지도 모른다는 우려 때문에 최근 상세한 조사 대상이 되었다.

역학 조사 결과 환경 독소에 노출되는 것과 알츠하이머병에 걸리는 것 사이에 직접적인 연관이 드러나지는 않았다. 하지만 그 같은 개별 사례들은 보고된 바 있다. 따라서 만성적으로, 혹은 대량으로 이 같은 요인과 접촉하지 않는 것이 현명하다.

어떤 생활 방식을 선택하느냐 하는 것은 변화하려는 결심뿐만 아니라 어떤 방향을 택할 것이냐의 문제이기도 하다. 웨스턴 온타리오 대학의 블라디미르 하친스키 박사팀은 다양한 종류의 치매로 사망한 사람들의 뇌 부검 기록을 연구했다. 그 결과 교육 수준이 낮은 사람들의 뇌는 대학 이상의 교육을 받은 사람들의 뇌보다 미세한 뇌졸중의 흔적이 더 많은 것으로 드러났다. 높은 학력은 지적인 능력뿐 아니라 뇌를 보호하는 생활 방식을 택할 능력도 의미한다. 학력이 낮은 조사 대상자들은 담배를 피우고 지방질이 많은 음식을 주로 먹으며 운동을 하지 않을 확률이 높았다. 모두 뇌졸중이나 치매에 걸릴 위험을 높이는 행위다.

뇌를 젊게 만드는 생활 방식을 선택하라

육체적·정신적 건강을 유지하고 기억력을 최고 수준으로 유지하려면 어떻게 해야 하는지 우리는 모두 알고 있다. 머리 부상을 피하고 잠을 충분히 자며 담배를 피우지 않는 것이다.

우리가 선택하는 생활 방식은 장기적인 영향을 미친다. 프로 권투선수는 머리를 얻어맞기 마련이고 헬멧을 쓰지 않고 오토바이를 타는 사람은 두개골 부상을 입을 위험을 안고 달리는 법이다. 물론 대개의 사람들은 이보다 현명한 선택을 한다.

하지만 뇌의 젊음을 유지하려면 그것만으로는 부족하다. 니코틴을 비롯한 해로운 물질을 피하고 건강한 몸을 유지하며 술은 적당히 마시고 사람들과 친밀하고 건강한 인간관계를 맺고, 정신을 자극하는 목표와 업무를 가져야 한다.

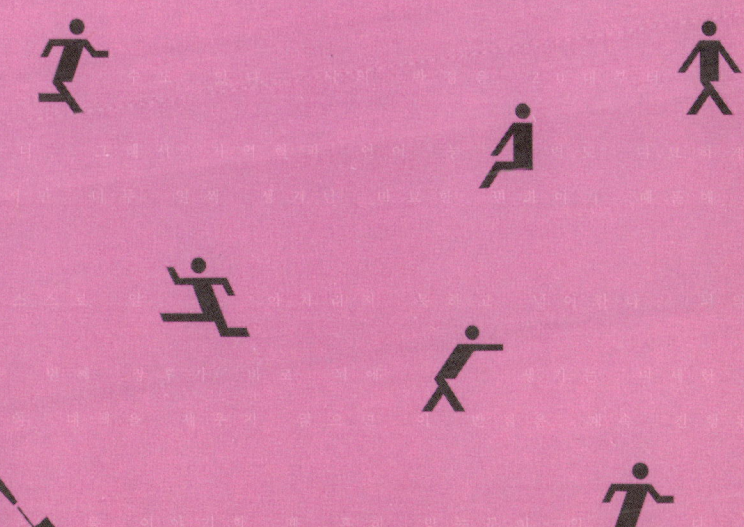

9장

약에 대해
제대로 알아라

20세기 초반의 사람들은 대개 50대까지밖에 살지 못했다. 오늘날 (2002년 기준) 미국인들의 평균 수명은 남자 73세, 여자 79세에 달한다. 머지않아 100세까지 살 수 있는 시대가 올 것이다. 이처럼 수명이 늘어난 주된 이유는 항생제, 소독제, 스테로이드 등의 약물 덕분이다. 하지만 이런 약물들이 항상 더 나은 삶으로 이끄는 것은 아니다. 기억력과 인지 기능 저하를 치료하고 어쩌면 알츠하이머병까지 예방할 수 있는 약이 개발된 것은 극히 최근의 일이다.

뇌의 젊음을 유지하는 생활 방식은 중요하다. 하지만 기억력 손상을 예방할 가장 강력한 도구는 새로 개발되는 약이 될 가능성이 크다. 현재 사용되는 약물을 처방에 따라 현명하게 사용하고 앞으로 개발될 좋은 약물을 도입하는 것은 뇌의 건강과 알츠하이머병 예방에 핵심 요소임이 틀림없다.

소염제나 에스토로겐 대체 호르몬 등의 약물도 뜻밖으로 기억력에 도움이 될 수가 있다는 사실이 연구자들에 의해 밝혀지고 있다. 뇌에 알츠하이머병을 일으키는 아밀로이드 반점이 생기지 않도록 예방하고 이미 생긴 반점도 제거할 수 있을지도 모를 백신도 개발돼서 현재 임상 실험이 진행 중이다.

의사와 효과적으로 의사소통하는 법

의사는 우리에게 약을 처방하고 복용 방법을 알려주는 사람이다. 그러므로 약물을 현명하게 이용하는 첫 단계는 의사와 효과적으로 의사소통을 하는 것이다. 오늘날의 의료 체계 하에서 의사들은 환자와 편안히 앉아 담소를 나눌 시간이 없기 마련이다. 그러므로 환자에게는 의사에게 핵심 정보를 간략하게 전달하는 기술이 필요하다.

내가 의과대학에서 다닐 때 배운 가장 유익한 교훈은 의사가 환자에 대한 정보를 어떤 식으로 모으고 조직화하는가에 대한 것이다. 시스템을 알게 되자 나는 의사의 진찰을 받을 때 매우 효율적으로 대처할 수 있었다. 의사는 내가 증상을 조직적으로 설명한다고 칭찬했다. 그에 따른 장점은 의사와 내가 내 병력(살아오면서 지금까지 겪은 각종 증세와 질병, 치료 내용)에서 중요한 부분을 잊지 않고 고려하게 된다는 점이다.

의사에게 자신의 병력을 설명할 때는 특히 기억력 손상을 가져올 수 있는 문제들을 빠뜨리지 말아야 한다. 예컨대 우울증, 잘 보이지 않거나 들리지 않는 증세, 감염, 영양 부족이 여기에 해당한다.

의사와 예약이 되어 있으면 미리 자신의 증상을 목록으로 적어

249

가는 것이 좋다. 또한 문제의 증상이 언제, 어떤 사건과 함께 시작됐으며 어느 정도 심했는지 구체적으로 설명해야 한다. 복용 중인 약이 있으면 모두 가져가거나 상세한 목록을 적어가라. 질문을 하고 설명을 요구하라. 의사의 질문에는 정직하고 정확하게 답변하라. 의사는 진단 내용을 설명하고 대안이 되는 치료법의 장점과 단점을 설명해줄 것이다.

의사가 기억력 손실 정도와 상태를 평가하기 위해서는 다양한 자료가 필요하다. 우선 환자의 자세한 병력을 알아낸 다음 신체 · 신경 · 정신 상태에 대한 진찰을 하고 각종 검사를 받게 한다. 정신 상태 검사에선 우울증, 기억력 상실, 인지 능력 저하 등을 확인한다. 이 검사는 간략하게 하면 10~15분이면 끝난다. 하지만 사소한 기억력 손상을 진단하려면 좀더 자세한 기억력 평가와 신경심리 검사를 받아보는 것이 좋다. 실험실 검사에선 갑상선 질환, 비타민 B_{12} 결핍 등의 원인이 없는지를 알아봐야 한다. 그리고 제1장에서 썼듯이 PET 촬영이 알츠하이머병 진단을 위해서는 가장 효과적이다.

기억력 저하 때문에 의사를 찾아갈 예정이라면 의사가 이용하는 서식을 참고해서 준비하는 것이 좋다(다음 페이지 참조). 여기에는 뇌의 노화 및 기억력 손상과 관련된 핵심 요소들이 포함돼 있다.

의사가 필요로 하는 환자에 대한 정보

1. 인적 사항 : 환자의 나이, 결혼 여부 등

2. 주요 증상 : 의사를 찾은 이유

3. 현재 질환의 이력 : 기억력 장애의 발발 시기, 진행 상황, 현 상태, 우울증, 불안, 스트레스 등 기억력에 영향을 미칠 수 있는 다른 문제들. 시간에 따른 증상의 경과와 증상에 따른 사건들.

4. 과거 병력 : 현재 증상에 영향을 미쳤을 가능성이 있는 질환. 예컨대 고혈압, 당뇨, 예전의 머리 부상, 혈중 콜레스테롤 수치 상승, 파킨슨병, 뇌졸중.

5. 과거의 정신적 병력 : 과거의 우울증, 기억력 손상, 기타 관련이 있을 수 있는 사항과 치료 내용.

6. 가족 병력 : 부모, 형제자매, 기타 친척들 중에 알츠하이머병이나 치매환자는 없는가. 위에서 언급한 내과적 정신적 병은 없는가.

7. 복용 약물 : 과거와 현재의 복용 약물. 처방전 없이 살 수 있는 약과 각종 보충제 포함. 특히 기억에 영향을 미칠 수 있는 약물.

8. 사회적 개인적 이력 : 학력, 직업, 결혼 경력 등. 생활 방식, 기억력 손상을 가져올 위험 요소. 식사 습관, 음주 및 흡연 패턴.

9. 정신적 상태 : 겉으로 보이는 인상, 행동, 기억력, 지남력(자신이 놓인 상황을 시공간적으로 바르게 파악하는 능력), 기분, 판단력, 통찰력.

10. 신체적 검사 : 혈압, 맥박을 포함해 신체적 증상이나 이상.

11. 실험실 평가 : 혈액 검사, 뇌 스캔 결과를 포함한 검사 결과.

12. 인상 : 잠정 진단과 문제점 요약.

13. 계획 : 위의 문제점과 관련한 조치 목록.

다른 중년 남성들과 마찬가지로 나 역시 고혈압, 고콜레스테롤, 당뇨병 등 기억력과 장기적인 뇌 건강에 영향을 미칠 수 있는 성인병에 걸릴 위험이 있다. 이런 성인병에 걸린 사람들은 알츠하이머병이나 혈관성 치매에 걸릴 확률이 높다는 사실이 연구 결과 드러났다.

이런 질병을 치료하는 효과적인 약이 이미 개발돼 있다. 제때에 적절한 치료를 받는 것이 좋다. 내 친구들 중에는 감기 때문에 의사에게 갔다가 고혈압이나 고혈당을 발견한 사람들이 적지 않다. 뇌세포와 삶을 모두 구하게 되는 의미 있는 발견인 것이다. 이는 정기검진이 필요한 또 하나의 이유다.

고혈압, 침묵의 살인자

65세 이상의 인구 중 65%가 고혈압 증세를 보인다. 고혈압은 뇌졸중이나 혈관성 치매, 심장 발작의 위험을 높인다. 고혈압은 침묵의 유행병이라고 불린다. 대부분의 사람들이 혈압을 재보기 전까지는 전혀 모르고 있기 때문이다.

고혈압을 치료하는 효과적인 약물은 많다. 하지만 가장 효과적인 치료법은 약을 복용하는 것뿐 아니라 생활 방식을 바꾸는 것이다. 흡연, 과음, 과체중은 모두 고혈압을 일으키는 요소다. 규칙적으로 운동하고 소금을 적게 섭취하며, 담배를 끊으면 혈압이 낮아진다.

최근의 연구 결과에 따르면 40~50대의 만성적인 고혈압은 나중에 인지 기능을 저하시키는 원인이 된다. 만성 고혈압은 혈관을 두껍고 딱딱하게 만들어서 기억력을 저하시키는 것으로 보인다. 딱딱해진 혈관이 높은 혈압에 터지면 뇌혈관 질환이 생긴다. 그리고 뇌조직에 혈액이 흘러 들어가면 뇌졸중이 발생한다. 뇌졸중은 흔히 뇌세포의 사망으로 정의한다. 그 결과 환자의 육체적 기능과 정신적 기능이 소실되는 것이다. 하지만 치료를 받으면 증상이 개선될 수 있다.

UCLA 대학의 에드윈 야콥슨 박사는 최근 고혈압을 집중 치료해서 바로 잡으면 인지 기능이 개선될 수 있다는 사실을 학계에 보고했다. 단지 24주간 치료한 결과, 시공간 지각력, 집행능력과 정보 처리 속도가 뚜렷하게 나아졌다는 것이다.

많은 알츠하이머병 환자들이 인지 기능을 더욱 떨어뜨릴 수 있는 뇌혈관 질병도 함께 앓고 있다. 최근의 부검 연구에 의하면 알츠하이머병 환자의 1/3이 이에 해당한다. 뇌에 알츠하이머병을 유발하는 엉킴과 반점을 가지고 있는 사람들의 일부는 고혈압 등으로 인한 뇌혈관 손상도 함께 지니고 있는 것으로 나타났다. 알츠하이머병과 뇌혈관 질환을 동시에 앓는 것은 양자 중 하나만 앓는 것보다 훨씬 위험하다.

콜레스테롤과 두뇌 건강

혈액 내 콜레스테롤 수치가 높으면 기억력에 장애를 줄 수 있는 뇌졸중 등의 순환기 장애가 발생할 위험이 크다. 고콜레스테롤증은 생활 방식 못지않게 유전적 요인의 영향을 받는다.

콜레스테롤 수치를 낮추는 스타틴류의 약물이 노화와 관련된 기억력 손상을 예방하는 효과가 있다는 사실이 최근에 밝혀졌다. 이 약물은 심장병과 뇌졸중을 예방할 뿐 아니라 알츠하이머병에 걸릴 위험도 낮춘다.

로욜라 대학의 벤자민 윌로진 박사와 조지 시겔 박사는 종합병원 환자 6만 여 명의 의료 기록을 검토했다. 로바스타틴(상품명 메바코), 프라바스타틴(상품명 프라바콜) 등 콜레스테롤을 낮추는 스타틴류 약물을 복용하는 환자에게서 흥미로운 특징이 발견됐다. 이들이 알츠하이머병에 걸릴 확률은 전체 인구, 혹은 고혈압이나 심장병으로 여타의 약물을 복용하는 환자들에 비해 75%나 낮았던 것이다.

과학자들은 스타틴류 약이 콜레스테롤 대사에 개입하는 과정에서 알츠하이머병을 일으키는 베타 아밀로이드의 형성을 억제하는 것으로 추측하고 있다. 스타틴류의 알츠하이머 예방 효과는 뇌혈관 질병을 억제함으로써 뇌세포에 혈액이 잘 공급되도록 하는 덕분일 수도 있다.

스타틴류와 플라시보의 효과를 비교하는 이중맹검 실험(환자나 의사 모두 어느 것이 가짜 약이고 어느 것이 진짜 실험용 약인지 모르게 하는 실험)이 완료될 때까지는 효과를 단언하기는 이르다. 하지만 현재의 자료는 희망적이다.

또한 콜레스테롤 저하 약물이 심장병에 좋다는 과학적 증거가 쌓여가고 있다. 여기에 고무된 미국 심장·폐·혈액연구소는 복용 지침을 변경했다. 이 약을 복용해야 할 미국인은 과거의 지침에 따르면 1300만 명이었지만 새 지침에 의하면 3600만 명이나 된다.

기타 질병과 두뇌 건강

당뇨병은 기억력과 뇌 건강을 해치는 또 하나의 질병이다. 인체가 혈액 내의 포도당 수준을 제대로 통제할 능력이 없어진 결과로 생기는 당뇨병의 발병률은 노화와 함께 높아진다. 미국인 중 1600만 명이 당뇨병으로 고통 받고 있지만 이들 중 절반은 자신이 환자라는 사실도 모르고 있다. 당뇨병은 운동과 식사 조절(7장 참조) 외에도 인슐린이라는 잘 알려진 치료 약이 있다. 당뇨병을 통제하면 뇌 건강과 기억력을 유지할 수 있다.

인체를 공격하는 심각한 질병은 어느 것이나 우리의 뇌 기능을 저하시킬 수 있다. 내가 목격한 바에 따르면 독감이나 폐렴을 앓게 되면 젊은이나 노인의 구분 없이 모두 기억력과 단어 떠올리기에 어려움을 겪는다. 이런 증상은 병이 나으면 함께 없어지는 것이 보통이다.

사람들이 흔히 저지르는 실수는 증상이 개선되면 항생제 복용을 중단하는 것이다. 약을 끝까지 복용하는 것은 재발 방지를 위해서나 약에 내성이 생기지 않게 하는 데나 매우 중요한 수칙이다. 자신의 병을 심각하게 받아들이고 의사의 조언을 잘 지키며 약을 현명하게 사용하는 것은 기본이다.

플라시보 효과, 어떻게 볼 것인가?

소위 노화를 방지한다는 치료 보조제 시장의 규모는 연간 수십억 달러에 이른다. 비타민과 허브는 물론, 인삼, 멜라토닌 등 의사의 처방 없이 매장에서 팔리는 것들은 저마다 우리 모두가 찾고 있는 해답, 곧 믿을 만한 '젊음의 샘'이라고 주장한다.

그러나 아무리 극적인 효과를 주장해도 이를 광고의 표현 그대로 믿기는 어렵다. 이런 요법이나 약초 제품들은 제대로 검증이 된 것도 아니고 FDA에서 검사를 받은 것도 물론 아니다. 검증되지 않은 이 같은 보조제들은 규제를 받지 않은 채 수십억 달러의 시장을 형성하고 있다. 물론 효과를 주장하는 것은 자유다.

이런 요법들이 인기가 있는 이유는 대개 플라시보 효과(위약 효과) 덕분이다. 플라시보는 실제로 효과가 있음이 이미 입증돼 있다. 자녀들이 사소하게 아픈 경우에 플라시보 효과를 이용하기도 한다. 약장을 열고 '플라시보'라는 라벨이 붙어 있는 체리 색의 커다란 병을 꺼낸 다음 그 액체를 한 숟가락 듬뿍 떠서 아이에게 먹이면서 대단히 효과가 좋은 약이라고 말해보라. 그러면 사소한 통증이 완화될 뿐 아니라 실제로 낫기도 한다.

플라시보의 효과가 어디서 오는 것인지에 대해 과학자들은 오랫동안 추론해 왔다. 환자가 효과를 믿기 때문인가, 의사가 믿기 때문인가, 아니면 어떤 생리학적인 과정이 있는 것인가? 기억력 연구에서도 우리는 설탕 정제가 효과를 내는 것을 보았다. 하지만 효과는 일시적이어서 6주일을 채 넘기지 못했다.

플라시보 효과는 시간이 지나면 점차 사라지기 마련이다. 때문에 어떤 새로운 요법이나 치료약에 대한 효과가 검증되려면 반드시 플라시보와 비교해야 한다. 시간이 흐른 다음에 문제의 약이나 요법이 플라시보보다 낫다는 것이 확인돼야 한다는 뜻이다.

최근의 한 연구는 플라시보 효과에 대해 새로운 논쟁을 불러일으키고 있다. 코펜하겐 대학의 애스비요른 로비아룻슨 박사와 페터 고체 박사팀은 많은 사람들이 플라시보 효과라고 믿고 있는 것이

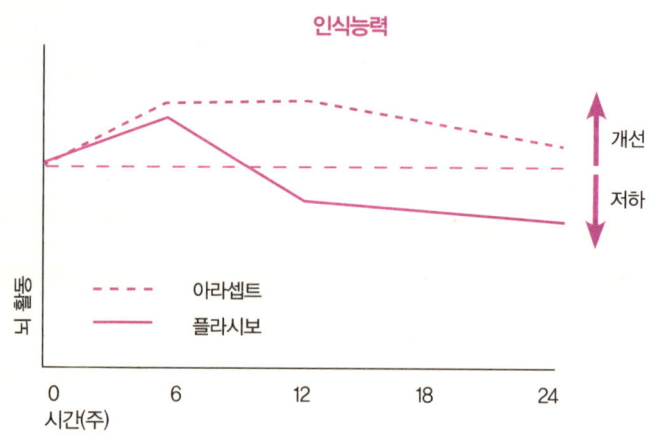

258

실제로는 질병의 자연스러운, 그러나 불규칙한 경과의 표현에 불과하다는 사실을 확인했다. 치료를 하는 경우와 그냥 방치한 경우를 비교해보았더니 방치한 그룹의 개선된 정도는 플라시보를 복용한 그룹과 같았던 것이다.

이 같은 결과에도 불구하고 플라시보는 과학 실험에서 반드시 필요하다. 왜냐하면 어느 환자가 진짜 치료를 받고 있는지 어느 환자가 가짜 치료를 받고 있는지 과학자들이 알 수 없도록 하는 이중 맹검 실험을 하기 위해서다.

알츠하이머병이나 기억력 손상을 방지하는 데 쓰인 약물이 FDA의 승인을 받아 배포되려면 반드시 사전에 집중적인 플라시보 비교 검사를 받아야 한다. 알츠하이머병을 연구하면서 우리는 플라시보가 초기에 효과가 있으나 이는 일시적인 것임을 확인할 수 있었다.

앞의 표는 수백 명의 알츠하이머병 환자에게 콜린성 약물 도네페질(상품명 아리셉트)과 이와 똑같이 보이는 플라시보를 복용시킨 연구 결과를 축약한 것이다. 첫 6주간을 표시하는 화살표를 주목하라.

이 기간 동안 플리시보는 기억력 및 인식 능력 개선에서 아리셉트와 동일한 효과를 나타냈다. 그러나 아리셉트의 약효가 계속 유지되는 것과는 달리 플라시보는 차츰 효과가 없어지는 것을 볼 수 있다. 다른 연구에서 아리셉트의 효과는 몇 년씩 지속되는 것으로 확인된 바 있다.

이 같은 비교 검증을 거치지 않은 요법을 사용하는 사람들은 시간과 돈을 낭비하고 있는 것이다(웬만한 플라시보 효과는 박하향 껌으로도 얻을 수 있다). 뿐만 아니라 건강에 해로운 부작용까지 생길 수 있다는 사실을 알아야 한다.

. •

자연 식품이라고 모두 안전한 것은 아니다

이런저런 질환을 치료하기 위해 허브, 비타민, 미네랄, 효소 등 소위 자연 식품을 시도해본 미국인은 모두 1억 2400만 명에 이를 것으로 추산된다. 해마다 이런 보조제에 들어가는 비용은 미국에서만 300억 달러가 넘는다. 세계 인구의 80%가 식물을 약으로 쓰고 있다. 문제는 대부분의 사람들이 처방약과 이런 자연 식품을 함께 복용할 경우의 잠재적 위험에 대해 모른다는 점이다. 흔히 자연 식품이 자연의 산물이니까 안전하고 정부의 감시도 받을 필요가 없다고 생각하고 있는데 이는 잘못이다.

미국 식품의약국(FDA)은 소량 복용 때 효과가 있는 허브라도 그 이상 복용하면 유독할 뿐 아니라 간 질환이나 암을 유발하는 경우가 있다고 경고한다. 여러 가지 허브를 혼합 복용하면, (처방약과 혼합 복용할 때는 말할 것도 없고) 역시 독성이 생기거나 처방약의 효력을 방해할 수 있다.

식품 제조회사는 식품 보조제 시장에서 거둔 성과를 확대하기 위해 식품에 허브를 첨가하고 있다. 이런 첨가물은 해로운 결과를 나타낼지도 모른다. FDA는 최근 이 같은 관행이 식품 첨가물의 성분을 제한하는 정부규제를 위반하는 것이라고 식품 회사 여러 곳에 통보했다.

노화와 관련된 증상을 치료한다는 많은 보조제 중에서도 최근 몇 년 동안 가장 큰 주목을 받은 것은 깅코 빌로바다. 은행잎 추출물로 만드는 이 약물은 4000년 이상의 역사를 지니고 있다. 은행잎은 산화로 인한 뇌세포 손상을 방지하고 뇌 혈류를 개선시켜서 결국 기억력을 향상시키는 것으로 여겨져왔다. 이를 사용해본 미국인은 1100만 명에 이를 것으로 추산된다.

은행잎은 실제로 노화에 따른 사소한 기억력 저하에서 혈관성 치매, 알츠하이머병에 이르는 다양한 형태의 기억력 손상에 시험적으로 쓰였다. 어떤 연구에서는 상당한 개선 효과가 나타났지만 그것이 분명히 은행잎의 효과인지는 임상적으로 확인되지 못했다.

더구나 전문가들은 연구 방식 자체에 의문을 나타내고 있다. 더욱 치밀하게 계획된 연구가 현재 진행 중이다. 75세 이상의 노인

3000명을 대상으로 깅코와 플라시보의 효과를 비교하는 연구도 그 중 하나다. 우리는 머지않은 장래에 좀더 믿을 만한 연구 결과를 받아볼 수 있을 것이다.

인삼은 지구력을 길러주고 스트레스를 감소시키며 성 기능을 증강시키는 용도로 쓰인다. 하지만 당뇨병 환자에게는 해로울 수 있다. 인삼 제품 중 일부는 오렌지 향을 넣은 형태로 나와 건강 보조 식품이 아니라 캔디 선반에 진열되는 경우도 있다. 당뇨병 환자가 이를 껌이나 박하사탕처럼 먹다가는 과다 복용으로 해로운 결과를 초래할 수 있다. 인삼을 항우울제와 함께 복용하면 의욕과 변덕이 과도해지는 조증(躁症)을 일으킬 가능성도 있다. 인삼은 진정제나 흥분제의 효과를 증폭시킬 수도 있다.

안절부절 못하는 증세나 불면증에 쓰이는 허브인 발레리안 (valerian)은 진정제나 알코올과 함께 복용하면 부작용이 나타날 수 있다. 유럽 원산인 허브 세인트존스 풀은 우울증이나 불면증 치료를 위해 미국인 700만 명이 복용했다. 최근의 연구에 따르면 임상적인 우울증에 효과가 있다는 증거는 없다. 하지만 어떤 상황에서는 항우울제, 흥분제, 경련 방지제의 효과를 증폭시킬 수 있다.

이런 자연 요법을 쓰는 사람들은 대부분 나쁜 부작용을 경험하지 않는다. 그리고 효과가 있다고 단언하는 사람도 많다. 사실, 약초 요법은 전문가들도 알지 못하는 어떤 상황에서는 일부 사람들에게 효과가 있을 수 있다. 하지만 현 시점에서는 잠재적인 부작용 가능성을 감안할 때 검증되지 않은 약물의 위험은 피하는 것이 좋다.

기억력 손상을 방지하기 위한 성호르몬 요법

최근 과학자들은 여성 호르몬인 에스트로겐이 노인들의 기억력과 기분에 미치는 효과에 점점 더 관심을 갖게 됐다. 역학자들의 조사에 따르면, 폐경기 이후에 에스트로겐 보충제를 먹으면 알츠하이머병 발병 위험이 낮아진다. 물론, 호르몬 보충제를 먹는 여성들은 평균적으로 교육을 더 많이 받았으며 건강에 좋은 생활 방식을 가지고 있을 가능성이 크다는 점을 염두에 두어야 한다.

에스트로겐은 뇌 신경세포의 연결과 뇌 혈류를 강화시키는 것으로 추정된다. 그뿐만 아니라 신경전달 물질인 아세틸콜린도 활성화한다. 또한 항산화 기능이 있어서 세포의 손상도 막아준다.

에스트로겐은 얼굴 화끈거림이나 불면증 등의 폐경 증상에 효과가 있는 것으로 입증됐다. 이에 따라 호르몬 대체 요법은 연간 50억 달러가 넘는 시장이 됐으며 현재도 점점 성장하고 있다. 하지만 에스트로겐이 정말 효과가 있는지, 부작용은 무엇인지에 대해서는 아직도 많은 논쟁이 있다. 에스트로겐은 폐경 증상을 완화시킬 뿐 아니라 피부를 좋게 하고 골다공증을 예방하며 뇌졸중 위험도 줄여준다. 그러나 에스트로겐을 프로게스테론과 함께 복용하지 않으면 자궁내막암이나 유방암에 걸릴 위험이 높아질 수 있다. 프로게스테론과 함께 복용하느냐 여부에 따라 담석증에 걸릴 위험이 두 배나 차이가 난다.

에스트로겐은 노화와 관련된 기억력 손상 중 일부 형태를 막아주고 건강한 사람의 뇌에서 알츠하이머병이 생기지 않도록 한다는 증거가 있다. 하지만 이미 알츠하이머병이 발병한 환자에게도 효과가 있는지는 명백한 증거가 없다.

국립 노화연구소의 수잔 리스닉 박사는 에스트로겐을 복용하는 여성이 특정한 기억력 검사에서 점수가 높으며 기억 기능과 관련된 뇌의 해마 부위에 혈액도 더 잘 흘러 들어간다는 사실을 밝혀냈다. 캐나다 맥길 대학의 바버라 셔윈 박사는 폐경기 이후 여성에 대한 에스트로겐의 효과는 시각이나 기억력 분야가 아니라 언어 부문에 집중돼 있다는 사실을 보여줬다. 최근에 진행중인 대규모 조사가 몇 년 후에 마무리되면 에스트로겐이 폐경 이후의 여성에게 알츠하이머병 예방 효과를 갖고 있는지에 대해 분명한 답이 나올 것으로 예상된다.

한편 의약 산업의 발전으로 해로운 효과를 배제하고 좋은 효과만 나오도록 디자인한 합성 에스트로겐도 출현했다. 합성 에스트로겐, 즉 선택적 에스트로겐 수용체 조절기가 인식 능력을 높여준다는 증거는 아직까지 나타나지 않았지만 많은 전문가들은 잠재적으로 효과가 있을 것으로 믿고 있다.

남성 호르몬인 테스토스테론도 기분과 기억력에 중요한 효과를 나타낸다. 남성은 나이가 들어감에 따라 성호르몬 분비가 줄어든다. 급속히 줄어드는 것이 아니라 수십 년에 걸쳐 완만한 속도로 줄어든다. 비정상적으로 테스토스테론 수치가 낮은 사람은 65세 이상 남성 5명 중 한 명 꼴이다. 이런 사람들이 테스토스테론을 복용하면 기분과 기억력이 나아진다는 조사 결과가 있다. UCLA 대학에서도 테스토스테론이 기억력에 도움이 되는지를 체계적으로 연구 중이다.

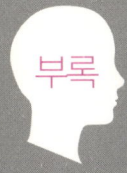
부록

배운 것을 잊지 말자

어떤 이들은 이렇게 생각할지도 모른다.
'우리는 이미 뇌의 노화로 고통받고 있으며,
일상의 건망증에 시달리고 있다. 그런데 어떻게 지금까지
이 책에 나온 뇌의 활동을 유지하기 위한 전략들을 모두 기억할 수 있겠는가?'
바로 이 부록은 지금까지의 기억력 훈련 프로그램을 종합하여
각자의 향상된 정도를 체크해볼 수 있도록 준비했다.

외울 것은 외우고 버릴 것은 버려라

기억술에 아무리 정통하다 하더라도 기억해야 할 정보는 항상 지나치게 많은 법이다. 사소한 리스트를 외우는 일에 탁월할지라도 일상의 모든 사실과 숫자를 다 기억하는 데는 한계가 있기 마련이다.

배우고 이를 다시 기억해내는 분야에서, 그리고 전반적인 삶 자체에서 성공하는 사람들의 특징이 있다. 알아야 할 필요가 있는 정보와 대강 얼버무려도 될 정보를 구별할 줄 안다는 것이다. 이런 선택은 처음에는 의식적으로 해야 하지만, 경험이 쌓일수록 제2의 천성처럼 자동으로 할 수 있게 된다. 그에 따른 이익은 매우 크다. 만일 직장 상사의 생일을 외워두겠다고 생각했다면 이는 좋은 생각이다. 하지만 그가 고관절을 수술한 날까지 뇌 속의 장기 기억 장소에 넣어둘 필요는 없다.

외워야 할 정보를 선택했으면 거기에 맞는 기억의 도구를 고르면 된다. 3장에서 나온 보기-찰칵-결합이든 6장에서 배운 못 박기 방법이든 편리할 대로 선택할 수 있다. 물론 다른 방법도 있다. 머릿속에 당장 집어넣는 것이 아니라 종이에 써서 메모장에 끼우고 '해야 할 일' 항목에 올리거나 다른 사람에게 대신 외워 달라고 부탁할 수도 있다. 필요한 정보는 그냥 외울 것인가, 혹은 기억술을 이용해 암기할 것인가, 혹은 비망록에 적어둘 것인가를 결정해야 한다. 이때는 항상 목표를 현실적으로 잡으라고 말하고 싶다.

나는 아이가 다니는 초등학교의 오픈 하우스 행사에 간 적이 있다. 그런데 아이 친구의 부모 이름이 생각나지 않는 것이었다. 그때는 이미 학기말이어서 이미 여러 차례 만나고 인사한 사이였는데도 말이다. 나는 할 수 없이 학교에 있는 학부모 인명부를 미리 꺼내봐야 했다.

조직화가 기억력 확장의 비결이다

우리가 이제껏 배운 수많은 기술과 방법을 모두 아우르는 기억력 향상 프로그램을 당장 시작하라고 하면 웬만한 사람은 질려버릴 것이다. 그래서 쉽게 실행할 수 있는 시스템으로 조직화할 필요가 있다. 여기에 소개하는 것은 기억력을 최적의 상태로 유지하기 위한 조직적인 접근법 중 일부다.

효과적인 요약문을 써라

나는 고교 시절에 요약문 쓰는 법을 처음 배웠다. 영어 선생님이 우리에게 그날 필기한 것을 다시 한 번 읽고 페이지마다 맨 위에 간단한 요약문을 쓰라고 시켰다. 정보를 요약하려면, 그날 배운 것을 다시 한 번 생각해보고, 압축하고, 이미 쓴 것과는 다른 표현으로 다시 적는 과정이 꼭 필요하다. 이 과정은 분명 내 기억 속에 정보를 확실하게 담아두는 데 도움이 됐다.

정리가 잘된 요약문은 우리가 기억해두어야 할 내용을 압축하고 있다. 뿐만 아니라 요약문을 쓰는 행위 자체가 나중에 더 쉽게 기억나게 한다. 외워야 할 대상에 대해 요약문을 만드느라 생각과 노력을 더 많이 투입할수록 나중에 기억해내기가 더 쉽다.

물건은 정해진 장소에 놓아라

기억력과 관련해서 가장 흔히 듣는 불평은 물건을 어디 두었는지 모르겠다는 것이다. 이 같은 '사라지는 열쇠' 현상을 피하는 효과적인 방법이 있다.

흔히 잃어버리는 물건은 늘 정해진 장소에 두는 습관을 갖는 것이다. 예컨대 자동차 열쇠는 부엌문 옆의 고리에 걸어놓는다. 약속을 기록한 수첩을 두는 자리는 서류가방 앞쪽의 바깥 주머니로 정해둔다. 가위와 연필은 오른쪽 책상 서랍에 항상 넣어둔다는 식이다. 이처럼 물건들을 늘 정해진 장소에 두는 습관을 기르면 사무실과 집, 자동차 사용의 효율성은 크게 높아질 것이다.

몇 년 전에 이사를 했을 때 새 집에서 몇 개월이 지나도록 찾지 못하는 물건이 아주 많다는 사실에 충격을 받은 일이 있다. 가장 큰 문제는 전구에서부터 연장에 이르는 각종 물건들을 늘 놓아두던 장소가 이제는 사라졌다는 것이다. 새 집에서는 그런 장소를 아직 정하지 못한 것이다.

이런 전략을 사용하려면 계획을 잘 짜야 한다. 가령, 각종 필기도구를 서재나 창고의 편리한 장소에 두려고 하는데 스키나 다른 계절용품이 방해가 될 수 있다. 어떤 사람은 이런 식의 정리를 잘 해내지만 그렇지 못한 사람들도 있다. 그들은 집안에 아무거나 쌓아두는 장소를 마련하지만 곧 물건으로 꽉 차서 실제로 찾는 데 애를 먹기 마련이다.

일일 계획표를 사용하라

이 기법을 배운 것은 내과 레지던트 1년차로 정신없이 바쁠 때였다. 레지던트들은 1인당 십 여 명씩의 환자를 맡고 있었는데 모두 심각하게 아픈 사람들이었다. 담당 환자 모두에게 빠짐없이 필요한 조치를 하는 유일한 방법은 목록을 만드는 것이었다. 나는 그 이후로 일일 계획표를 생활화하고 있다. 여러분이 아직 이를 실행하고 있지 않다면 반드시 해볼 것을 권한다. 과제 하나를 완수할 때마다 계획표에서 그 항목에 X표를 하면 된다. 목록이 길거나 복잡한 경우에는 좀더 주의를 기울여야 하는 항목 앞에 * 표시를 해두면 좋다.

주·월 단위 일정을 적어두는 달력을 사용하라

달력은 회의나 여러 일정을 적어두는 편리한 도구가 될 수 있다. 우리 집 부엌에는 눈에 잘 띄는 장소에 이런 달력이 붙어 있다. 우리 가족은 여기에 주요한 약속이나 주 단위 일정을 써붙여 놓도록 확실한 습관을 들였다.

수첩(전자수첩, 휴대전화)을 이용하라

약속을 적어두는 휴대용 수첩은 바쁜 사람들이 일정의 사소한 부분을 놓치지 않도록 도와준다. 요즘은 종이수첩 대신 전자수첩이나 휴대전화의 스케줄관리 기능을 쓰는 사람도 많다. 달력, 전화번호부, 일정표를 포함해 여러 가지 기능이 한데 들어 있기 때문이다.

전자수첩의 정보는 데스크탑 컴퓨터에 따로 저장해두는 것이 좋다. 그래야 전자수첩을 분실하더라도 거기에 입력한 모든 정보를 날려버리지 않을 수 있다. 전자수첩의 스케줄이나 전화번호부, 일정표 등은 프린터로 출력할 수도 있다.

사소한 일에는 포스트잇을 사용하라

많은 사람들이 기억력 도우미로 포스트잇을 사용하고 있다. 아직 써본 일이 없다면 다른 방법과 병행해서 사용해보라. 포스트잇은 기억을 일깨워주는 메모로서 유용하지만 여기에 너무 의존하지는 않는 것이 안전하다. 붙여놓은 포스트잇은 떨어져버릴 위험이 있기 때문이다. 포스트잇을 쓸 때는 머릿속에 기억해두거나 좀더 안전한 기억 도구에 저장해두는 안전판을 마련해야 한다.

정해진 습관을 만들라

우리는 어린 시절부터 습관을 배우게 된다. 아침 식사 후나 밤에 잠들기 전에 이를 닦거나 아침 식사 후에는 비타민을 먹는 것처럼 말이다.

치실 사용을 깜빡했다고 치과의사가 뭐라고 한다면 아예 치약 옆에 치실을 놓아두라. 내가 아내에게 셔츠를 세탁소에 맡겨달라고 부탁하면 아내는 언제나 인상을 쓰고는 셔츠를 조수석에 놓는다. 이게 아내의 습관이라는 것을 나는 알게 됐다. 알람 기능이 있는 탁상시계나 손목시계도 정해진 시간에 정해진 일을 하는 습관을 들이는 데 도움을 줄 수 있다.

정해진 일과표를 만들라

일상생활에 정해진 구조가 있으면 삶이 훨씬 간소해지고 혼란스럽지 않다. 예를 들어, 호텔 침대에서 눈을 떴을 때, 잠깐 동안 '여기가 어디지' 하고 혼란스러워한 경험을 누구나 해봤을 것이다. '아, 집이 아니고 지금 호텔에 있구나' 하고 알아차리는 데 보통 몇 초가 걸리기 마련이다.

알츠하이머병을 비롯한 기억력 장애를 겪고 있는 사람은 일정을 이리저리 바꾸는 경우 혼란을 더 크게 느낀다. 하루 일과에서 매일 정해놓고 하는 일이 있으면 그만큼 심적 부담이 줄어든다. 그러면 일이나 여가, 혹은 학습에 좀더 집중할 시간이 늘어날 것이다.

기억력 도우미를 과용하지 말라

승용차 계기판 앞에 목록이나 포스트잇을 너무 많이 붙여놓거나 오늘 점심을 같이 할 사람이 누구인지 알아볼 수도 없게 약속 수첩을 빽빽하게 만들지 말라. 도움도 안 되고 효율도 떨어진다. 시시콜콜한 사항을 아무렇게나 적어놓은 메모는 읽지도 않게 되고 결국은 에너지와 시간 낭비에 불과하게 된다. 그에 비해 간결한 리스트나 기억력 도우미는 크게 도움이 된다. 상황에 따라 어떤 기억력 도우미를 선택하고 어떻게 운용하느냐는 기억해야 할 정보 못지않게 중요하다.

뇌를 젊게 유지하는 혁신적 전략-요약과 조직화

이 책의 장 제목들을 적어서 눈에 잘 띄는 곳에 붙여둬라. 뇌의 노화를 막으려면 일관성 있고 장기적인 실천이 필요하다. 하지만 어느 특정한 기억력 프로그램이 모든 사람에게 맞는 것은 아니다.

만일 당신이 운동선수이거나 주 4차례씩 조깅을 하는 사람인데 치즈버거, 프렌치프라이, 맥주를 아주 좋아한다고 치자. 그러면 새로운 운동 프로그램을 찾기보다는 뇌 건강에 좋은 식사를 선택하는 데 집중할 필요가 있다.

가정이나 직장에서 스트레스가 많은 사람이라면 두뇌 에어로빅 프로그램보다는 스트레스와 불안을 줄이는 것이 우선이다. 혹은 여러분은 이미 자신의 업무 분야에서 뒤처지지 않기 위해 하는 공부만으로도 이미 두뇌 에어로빅을 충분히 하고 있는지도 모른다.

다음은 지금까지 배웠던 9개 장의 내용을 간단히 요약해놓은 것이다. 기억력 향상 프로그램을 자신에게 맞게 조정하는 데 도움이 될 것이다. 특히 상자 속에 요약해놓은 핵심 사항을 보면서 자신이 어느 분야에 특히 중점을 두고 싶은지를 확인해보라. 그것은 두뇌 에어로빅이 될 수도 있고 기억력 훈련이나 식사 조절, 운동이 될 수도 있다.

제1장. 기억력, 스스로 통제할 수 있다

차 열쇠를 어디에 두었는지, 그 사람 이름이 무엇이었는지 생각이 나지 않는 경험은 누구나 있다. 그런 일도 일어날 수 있다고 생각하고 또 실제로 일어나도 이해할 필요가 있다. 그러나 노화와 관련된 건망증이 일찍 생기는 것은 뇌 기능이 점차 떨어지기 시작한다는 징후일 수 있다. 이를 뒷받침하는 강력한 증거들이 새롭게 나타나고 있다.

최근의 과학적 발견 덕분에 우리는 뇌가 노화하는 미묘한 징후를 일찍 진단할 수 있을 뿐 아니라 이를 막기 위해 손을 쓸 수도 있게 되었다. 최근 발견된 유전적 지표와 뇌 스캔을 결합함으로써 뇌가 노화하려는 징후를 사전에 포착할 수 있게 되었다. 또한 기억력 훈련과 뇌 건강 프로그램을 통해서 뇌의 노화에 대항할 수 있다는 사실도 이제는 알고 있다. 이런 훈련과 프로그램은 실행하기 쉬우면서도 포괄적인 것이 특징이다.

뇌가 평생에 걸쳐 서서히 노화한다는 사실을 받아들인다면 뇌의 건강을 위해 기억력 증진 프로그램을 평생토록 실천하지 않을 이유가 어디에 있겠는가? 뇌세포를 보호하고 기억력 감퇴를 막기 위해 손을 쓰기에 너무 늦거나 너무 이른 시간이란 없다.

제2장. 나의 기억력은 어느 정도일까?

기억력 훈련 프로그램을 시작하고, 합리적인 훈련 목표를 세우기 위해서는 스스로의 기억력을 주관적, 객관적으로 평가한 결과를 알아야 한다. 주관적 기억력이란 자신의 기억력이 어느 수준인지 스스로의 평가를 말한다. 객관적 기억력이란 실제 기억력을 종이와 연필을 이용한 시험으로 측정한 결과를 말한다.

제2장의 주관적 기억력 평가로 돌아가서 과거의 검사 때와는 다른 색깔의 펜으로 각 문항의 답에 체크하라.

예전의 평가 점수와 현재의 평가 점수를 비교하라(66쪽 표). 그러면 당시와 비교해서 얼마나 점수가 높아졌는지 기쁘게 감상할 수 있을 것이다. 그 다음엔 위의 평가 문제를 외우고 다시 떠올리는 시험을 통해 객관적인 기억력을 검사해보라. 문제를 풀기 전에 먼저 시작 시간을 점검하라.

이제 책을 치우고 앞으로 20분 후에 울리도록 타이머를 맞춰라. 그동안 다른 일을 하라. 화분에 물을 주거나 이메일을 체크하거나 뭐든 하고 싶은 일을 하라. 20분이 지나면 생각나는 단어를 모두 적어라. 점수를 매긴 후 66쪽 과거의 점수와 비교하라.

이 책을 읽는 데 그치지 말고 기억력 프로그램을 계속 실천해 나가면 시간이 지날수록 점점 기억력이 좋아지는 것을 확인할 수 있을 것이다. 최소한 뇌의 노화를 늦추고 기억력을 유지할 수 있을 것이다.

제3장. 기억력을 높이는 3단계 훈련법

나의 기억력 훈련 기법의 핵심은 세 가지 기본 기술에 있다. 보기, 찰칵, 결합이 바로 그것이다. 이 세 가지 기본 기술만 익히면 나의 기억력 클리닉에서 여러분을 만날 일은 없을 것이다.

기억력 훈련의 세 가지 기술

· 보기 : 외우고 싶은 대상을 적극적으로 관찰하라. 천천히, 주의 깊게, 대상에 집중하라. 새로 알게 된 사람의 얼굴이든, 사건이든, 대화 내용이든 의식적으로 의미와 세부 사항을 머릿속에 집어넣어라.

· 찰칵 : 마음속에 스냅 사진을 찍어라. 기억하고 싶은 대상의 시각적 정보를 마음의 스냅 사진으로 만들어라. 사진의 세부 사항에 개인적인 의미를 부여하라. 사진에 세부 사항이 있으면 나중에 떠올리기에 더 쉽다.

· 결합 : 마음속의 스냅 사진들을 연결하라. 기억해야 할 이미지들을 순서대로 연결하라. 첫 번째 이미지가 두 번째를, 두 번째가 세 번째를 하는 식으로 사슬처럼 계속 연결하라. 첫 번째 이미지는 당신이 그 사실을 외워야 하는 이유를 기억하는 데 도움이 되는 것으로 정하라.

제4장. 스트레스를 최소화하라

우리의 삶은 만성적인 스트레스로 둘러싸여 있다. 이런 스트레스를 관리하고 줄이면 뇌의 노화도 늦출 수 있고 신체적 건강도 개선시킬 수 있다. 이완(긴장 풀기) 훈련을 하고 외부의 불필요한 스트레스의 근원을 피하면 불안도 줄어들고 기억력도 좋아진다.

내적인 스트레스를 관리하려면 우리 행동 양식과 사고 방식을 바꿔야 할지도 모른다(제8장 참고). 제4장은 일상의 스트레스와 불안을 최소화하는 방법들을 알려주고 있다.

스트레스와 불안을 최소화하는 방법
- 카페인을 줄여라.
- 규칙적으로 운동하라.
- 스트레스를 피하기 위해 미리 준비하라.
- 하루에 여러 차례 휴식 시간을 가져라.
- 긴장을 푸는 방법을 배우고 정기적으로 실행하라.
- 잠을 충분히 자라.
- 일정을 너무 빡빡하게 잡지 말라.
- 일과 여가 사이에 균형을 잡아라.
- 기대 수준을 현실적으로 조정하라.
- 감정을 털어놓고 이야기하라.
- 스스로에게 웃음을 선사하라.
- 필요하다면 불안 치료와 우울증 치료를 받아라.

제5장. 머리가 좋아지는 두뇌 에어로빅

정신적 자극과 뇌 훈련은 뇌를 젊고 건강하게 만들어준다. 좌뇌와 우뇌를 교차해서 훈련시키는 두뇌 에어로빅을 하면 지겨움을 피하면서 결과를 극대화할 수 있다. 이를 위해서는 두뇌 에어로빅 훈련을 자신에게 맞는 수준으로 시작하는 것이 매우 중요하다. 정신을 자극하는 훈련이 가장 좋은 효과를 내려면 적당히 어렵고 즐길 만한 수준이어야 한다.

어떤 사람들은 자연적으로 우뇌를 사용하는 기술(공간 지각, 예술적 능력, 얼굴 인식, 심층 지각) 쪽으로 기울어져 있다. 이런 사람들은 좌뇌를 사용하는 기술(논리적 분석, 언어, 읽기, 수학, 상징 인식)을 좀더 연마하는 것이 좋다. 이와 대조적으로 좌뇌를 사용하는 데 능한 사람들은 우뇌 훈련을 더 하는 것이 바람직하다.

66쪽에 표시한 주관적, 객관적 기억력 평가를 다시 들춰보라. 이는 두뇌 에어로빅 프로그램의 초점을 어느 쪽에 맞춰서 시작해야 하는지를 결정하는 지침이 된다. 두뇌 에어로빅 문제를 더 많이 풀어보고 싶으면 근처 서점이나 인터넷을 통해 알아보면 된다.

제6장. 뇌를 활성화하는 기억의 기술

보기-찰칵-결합 기술을 사용하면 기억력이 금세 향상된다. 하지만 이를 넘어서는 고급 기법을 익히고 싶은 사람들도 적지 않다. 그런 사람들은 아래의 고급 기억술을 검토해서 원하는 것을 연마하도록 하라.

고급 기억술

· 조직화 : 기억해야 할 대상에 어떤 체계적인 형식이 있는지, 혹은 대상을 공통점에 따라 몇 개의 그룹으로 나눌 수 있는지를 알아보라. 이를 찾아내면 기억하고 다시 떠올리기가 더 쉬워진다.

· 못 박기 방법 : 0부터 9까지의 숫자마다 그에 해당하는 못 박기 단어의 이미지를 기억해둔다. 연속되는 숫자를 모두 이미지로 대치한 다음 연결법을 이용해 이미지들을 하나의 이야기로 만든다.

· 얼굴과 이름 기억하기 : 우선, 상대방이 이름을 말할 때 의식적으로 집중해서 듣고, 이름의 철자를 잘 관찰한다. 그 다음엔 찰칵, 결합을 통해 이름과 얼굴을 연결시킨다.

· 로마 방 기억술 : 친숙한 방이나 길을 하나 선택한다. 기억해야 할 항목을 방안의 특정한 장소나 길의 특정한 이정표마다 하나씩 할당한다.

제7장. 뇌 건강에 좋은 음식

일찍부터 뇌 건강에 좋은 식사를 선택하면 그 성과도 일찍 맛볼 수 있다. 다음 표를 보고 여러분의 식단을 고치도록 하라.

뇌 건강에 좋은 식사

· 물은 적어도 하루 여섯 잔씩 마시도록 하라.

· 무엇을 먹을 것인지 미리 계획하라. 한 번에 먹는 양을 줄이고, 건강에 좋은 간식을 먹어라.

· 잠자기 한두 시간 전에 이를 닦아라. 양치질 이후에는 음식을 먹지 말라.

- 스트레스를 받을 때 먹게 되는 건강에 좋지 않은 음식들을 집이나 사무실, 차 안에 두지 마라. 그 대신에 신선한 채소를 담은 간식을 준비하라. 뭔가 씹고 싶을 때는 그것을 먹어라.

- 스트레스를 받고서 무의식적으로 먹고 있다고 느껴지면 '일단 정지' 버튼을 누른다고 생각하라. 지금 손에 든 쿠키나 초콜릿 바는 한입만 먹으라. 그 다음 심호흡을 하고, 몇 분간 스트레칭을 하라.

- 저지방 식사를 하고 채소와 과일을 많이 섭취하라.

- 가공 식품과 혈당 지수가 높은 탄수화물을 피하라.

- 오메가 3 지방을 많이 섭취하고 오메가 6 지방은 피하라.

- 카페인 과다 섭취를 조심하라.

- 종합비타민, 비타민 E, 비타민 C, 엽산 보충제를 먹어라.

제8장. 뇌를 보호하는 생활 습관

성공적으로 늙을 수 있느냐의 여부는 우리가 살고 있는 환경과 그 속에서 우리가 선택하는 생활 방식에 의해 결정된다. 환경과 생활 방식의 영향은 유전적 요소의 영향에 비해 두 배나 크다.

흡연, 수면 부족, 머리 부상을 피해야 육체적, 정신적 건강을 유지할 수 있다는 것은 우리 대부분이 알고 있다. 하지만 우리의 생활 방식 또한 건강에 오래도록 영향을 미친다는 사실을 아는 사람은 많지 않다.

아래 목록에서 독자가 실행해보고 싶은 생활 방식을 선택한 다음, 당신만의 긍정적인 생활 방식을 목록으로 만들어보라. 이는 알츠하이머병으로부터 자신을 보호하는 요령이다.

뇌를 보호하는 긍정적인 생활 방식

· 건강과 유연성을 유지할 수 있도록 운동을 시작하라.

· 일주일에 몇 차례씩 친구와 산책을 하라. 건강에도 유익하고 인간관계도 좋아진다.

· 운동이나 활동은 머리 부상 위험이 적은 것을 선택하라. 자전거를 탈 때는 반드시 헬멧을 써라.

· 음주 운전을 하지 말고 항상 안전벨트를 매라.

· 담배를 피운다면 당장 끊어라. 의사에게 금연을 위함 도움을 요청하라.

· 술을 마신다면 적당히 마셔라.

· 집 밖에서 개인적으로 의미 있는 활동을 하라. 가족 및 친구들과 시간을 함께 보내라.

· 잠을 충분히 자라.

제9장. 약에 대해 제대로 알아라

과학 기술과 의약학의 발전에 따라 앞으로 뇌의 노화와 알츠하이머병을 예방할 중대한 돌파구가 열릴 것이다. 그러나 지금도 기억력 저하, 우울증, 육체적 질병(모두가 기억력과 뇌의 노화에 중요한 영향을 끼친다) 등에 효과가 있는 약은 많다. 이런 약품들을 현명하게 사용하기 위해 꼭 알아야 할 것들은 다음과 같다.

> **약을 올바르게 사용하는 방법**
>
> · 건강에 대한 정보를 체계적으로 기록하는 의사의 방식을 배우라. 그러면 진료
>   를 받기 전에 미리 준비를 잘해 놓을 수 있다.
>
> · 육체적 질병은 뇌의 건강을 위협할 수 있으므로 심각하게 받아들여야 한다. 미
>   루지 말고 될수록 빨리 의사와 상담하라.
>
> · 한꺼번에 너무 많은 약물을 투여하지 않도록 하라. 기억력에 영향을 미치는 것
>   으로 느껴지는 약물이 있다면 의사에게 질문하라.
>
> · 민간요법의 약초 사용은 신중을 기하라.
>
> · 새롭고 혁신적인 치료법은 효과와 부작용에 대한 임상적인 결론이 내려질 때
>   까지 보류하라.
>
> · 우울증이 있는 사람은 항우울제를 복용하면 기억력 손상이 개선되는 경우가
>   많다.

뇌의 노화와 알츠하이머병을 막고 뇌의 활동을 활성화시키려면
우리 삶의 모든 영역에 대해 주의를 기울여야 한다. 신경정신의학
자인 나는 사람들이 습관을 바꾸기가 얼마나 힘든지 잘 알고 있다.
나는 또한 아버지이자 아들 그리고 남편으로서 우리가 사랑하는 사
람을 변화시킨다는 것이 우리 자신을 변화시키는 것에 못지않게 도
전적인 과제임을 잘 알고 있다. 여러분은 이 책을 읽음으로써 뇌를
보호하기 위한 실천을 시작한 셈이다. 하지만 뇌를 젊게 유지할 기

억력 프로그램을 시작하도록 만드는 원동력은 변화하겠다는 당신의 개인적 동기와 의지에서 나온다.

지은이 개리 스몰

UCLA 노화연구소와 신경정신의학연구소에서 기억력 장애 클리닉을 운영하는 저명한 정신과 의사이자 뇌 과학자이다. 학계와 정계 및 재계 주요 인사들이 기억에 대해 그에게 전문적 견해를 구하고 있다. 학술지 〈사이언티픽 아메리칸(Scientific American)〉에서는 그를 과학기술 분야의 세계적 개척자 50인으로 지목했다. 그는 전 세계를 무대로 강연을 하고 있으며 투데이쇼, ABC 월드 투나잇, NBC 뉴스, CBS 뉴스의 주요 게스트이다.

옮긴이 이미정

영남대학교 영어영문학과를 졸업하고 KBS-서강 방송 아카데미 번역 작가 과정을 수료한 후 현재 전문 번역가로 활동 중이다. 번역한 책으로는 〈마사 스튜어트닷컴〉, 〈산타클로스의 리더십 비밀〉, 〈버블의 붕괴〉, 〈CEO처럼 시간을 경영하라〉, 〈빅숏: 패닉 이후, 시장의 승리자들은 무엇을 보는가〉, 〈그들의 생각은 어떻게 실현됐는가〉, 〈창의는 전략이다: 파격으로 부를 창조하는 괴짜 DNA 양성 5단계〉 등 다수가 있다.

감수 이재홍

서울대 의과대학을 졸업하고 서울대학교병원 신경과에서 전공의, 서울아산병원에서 전임의 과정을 마치고 현재 울산의대 서울아산병원 신경과 교수로 재직중이다. UC 샌디에이고 알츠하이머병 연구센터에서 방문교수로 연수를 한 바 있다. 현재 아밀로이드 PET 뇌영상기법을 이용해 알츠하이머병과 혈관성치매를 활발히 연구하고 있으며 알츠하이머병 치료약물 임상시험과 인지기능 증진 프로그램 개발에 매진하고 있다.